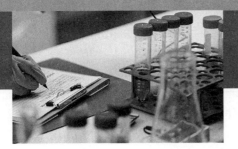

临床疾病诊疗与

医学检验研究

高 慧　廖艳琴　车 伟　于钦森　王佳丽　潘 琪◎主编

U0235723

四川科学技术出版社

图书在版编目（CIP）数据

临床疾病诊疗与医学检验研究 / 高慧等主编 . -- 成
都 : 四川科学技术出版社 , 2024.5
ISBN 978-7-5727-1362-0

Ⅰ . ①临… Ⅱ . ①高… Ⅲ . ①疾病－诊疗－研究②医
学检验－研究 Ⅳ . ① R4

中国国家版本馆 CIP 数据核字 (2024) 第 108298 号

临床疾病诊疗与医学检验研究
LINCHUANG JIBING ZHENLIAO YU YIXUE JIANYAN YANJIU

主　　编	高慧　廖艳琴　车　伟　于钦森　王佳丽　潘　琪
出 品 人	程佳月
选题策划	鄢孟君
责任编辑	税萌成
助理编辑	翟博洋
封面设计	星辰创意
责任出版	欧晓春
出版发行	四川科学技术出版社
	成都市锦江区三色路 238 号　邮政编码　610023
	官方微博　http://weibo.com/sckjcbs
	官方微信公众号　sckjcbs
	传真　028-86361756
成品尺寸	185 mm × 260 mm
印　　张	11
字　　数	220 千
印　　刷	三河市嵩川印刷有限公司
版　　次	2024 年 5 月第 1 版
印　　次	2024 年 8 月第 1 次印刷
定　　价	62.00 元

ISBN 978-7-5727-1362-0

邮　　购：成都市锦江区三色路 238 号新华之星 A 座 25 层　邮政编码：610023
电　　话：028-86361770

编 委 会

主　编：高　慧　廖艳琴　车　伟
　　　　于钦森　王佳丽　潘　琪
副主编：廖钰霖　江峰锦　余方方
编　委：杨美英　许　方

PREFACE
前　言

　　随着现代医学的发展，检验学科已经从医学检验向检验医学发展。检验医学作为一门独立的学科，在疾病的诊断、治疗和预防中发挥着巨大的作用。如今临床诊疗和医学检验技术在现代化医院的地位越来越重要。因此，医学检验在医疗服务的过程中一定要尽量做得准确、到位。医学检验是一门以生物学、生物化学、病理学、微生物学、免疫学与分子生物学等多专业为基础，面向临床各科的多学科结合的应用学科。医学检验技术通过物理、化学、仪器或分子生物学方法检测，在检验的全过程中采取严密的质量管理，确保检验质量，从而为患者的病情提供客观的诊断依据。医生可以根据检验结果再制订治疗方案，进一步为患者进行治疗。医学检验在不断发展中产生了许多新理论和新技术，因此专业人员不仅要有扎实的基础理论，还要不断学习新的知识，熟练掌握操作技能。对目前从事临床医学的工作者来说，必须随着现代科学技术的进步和临床医学的发展，不断丰富和更新自己的知识体系，学习并掌握医学检验操作技能，提高自己敏锐的观察力和应急处理能力。

　　本书系统阐述了几种临床常见疾病的诊疗，依次介绍了这些疾病的临床病理特征、临床表现、体格检查、常规临床检验技术以及治疗方案等内容。在此基础上，本书详细介绍了基础检验技术、免疫学检验技术等相关内容，系统概述了检验项目的标本采集、参考值、临床意义，以及各标本采集的注意事项等内容。

　　检验医学为广大就医人群的身心健康提供了很大帮助。目前越来越多的人重视疾病带来的危害，为避免疾病的发生，人们需要平时定期做体检以排查疾病，做到疾病的及时发现、及时治疗。本书内容丰富，结构完整，语言通俗易懂，便于使用，是一本具有较强的临床实用性与科学性的辅助类书籍，可供广大医学工作者以及医学爱好者阅读，可满足临床医务工作者及医学生学习和临床实践的需要，帮助其为从事临床工作奠定基础，使广大读者在获得理论知识的同时，有更丰富的临床实践经验可供参考。

CONTENTS
目 录

第一章　妇科常见疾病诊断与治疗

第一节　妇科常见疾病诊疗基础

一、妇科病史与体格检查

病史及体格检查相当重要，它不仅是疾病诊断的主要依据，还是指导治疗及判断预后的重要依据。妇科病史及体格检查既具有其他学科的相同点，又具有其本身的特殊点，这是由女性的生理及心理特点所决定的，因此，我们必须了解这些特点，熟悉妇科病史采集方法及妇科体格检查方法，才能对疾病做出正确的诊断及制订出合理的治疗方案。

（一）妇科病史

1. 采集方法

为了能采集到准确、完整的病史，医生不但要熟悉疾病的基本知识，还需掌握采集病史的方法，因此必须做到以下几点。

（1）亲自询问

在询问病史时既要作风严谨，又要态度和蔼、言语亲切，以取得患者的信任。

（2）患者主动叙述为主

耐心聆听患者陈述，如患者话题扯得太远应及时打断，必要时给予适当的启发及引导，但要避免暗示和主观臆测。

（3）向家属了解

对于危重患者应向家属简单询问，初步了解病情后，立即组织抢救，以免贻误治疗。

（4）考虑患者隐私

当患者有难言之隐，不愿说出实情（如性生活史）时，不必反复追问，可先行检查，待明确病情后再单独进行补充询问。

（5）查阅病情介绍

若为外院转诊者，应向其索阅病情介绍，以作参考。

（6）分析整理

应对患者叙述的病史进行整理，加以鉴别，去伪存真，使采集的病史系统化。

2.病史的内容

（1）一般项目

一般项目包括患者姓名、性别、年龄、籍贯、民族、职业、住址、婚姻状况、入院日期、病史记录日期、病史陈述者、可靠程序。若非患者本人陈述，应注明陈述者及其与患者的关系。

（2）主诉

主诉是指促使患者就诊的主要症状（或体征）、发生时间及严重程度。主诉语言要求简单明了，并按发生的先后顺序描写。主诉应是病史的精华，一般根据主诉就可初步估计疾病的大致范围。妇科疾病常见症状有阴道出血、白带异常、腹痛、腹部包块、闭经及不孕等。

（3）现病史

现病史是病史的主要组成部分，应详细记述，其范围是从最早发病至就诊时整个病情的演变过程和诊疗经过，应按时间顺序依次描述。一个完整的病史应包括起病时间、诱因、主要症状特点，伴随症状，诊治经过，病情发生、发展及演变过程，有鉴别诊断价值的阳性症状等几个方面。妇科常见症状及询问要点如下。

①阴道出血：出血发生时间、量、颜色，有无血块或组织物混杂，与月经周期的关系，有无接触性出血，有无诱因及伴随症状，还应追问正常末次月经或前次月经的日期。

②白带异常：发生时间，白带性状、颜色、量、气味及与月经周期的关系，是否伴有外阴瘙痒等症状。

③腹痛：疼痛的部位、性质、程度、发作或持续时间，与月经的关系，有无诱因及伴随症状。

④腹部包块：应询问发现包块的时间、部位，包块的大小、硬度、活动度、增长速度，是否伴有腹痛及阴道出血等。

（4）月经史

月经史包括初潮年龄、月经周期及经期长短，经量、颜色及性状，有无痛经及疼痛部位、性质和程度，末次月经的日期，如月经异常则需询问前次月经的日期。若为绝经后患者，应询问绝经年龄、绝经后有无出血等。

月经记录方法：如 14 岁初潮，周期为 27～29 d，经期为 4～5 d，可简写为 $14\dfrac{4\sim5}{27\sim29}$。

（5）婚育史

婚育史包括婚姻史及生育史。应询问结婚或再婚年龄，配偶健康状况，是否为近亲结婚，有无性病史。还应询问妊娠次数，足月产、早产、流产次数，现存子女人数；分娩方式，有无死胎、死产、难产等；末次分娩及流产时间；目前采取何种避孕措施。

生育史记录方法：如足月产 2 次，无早产，流产 2 次，现存子女 1 人，可简写为 2-0-

2-1，或用孕$_4$产$_2$（G_4P_2）表示。

（6）既往史

既往史包括患者既往健康状况及患病史。特别应询问妇科疾病、急慢性传染病、心血管疾病史；另外，还应询问既往手术史，尤其是腹部手术；最后还需询问药物过敏史，并注明对何种药物过敏。

（7）个人史

个人史包括出生地，生活及居住条件，有无特殊嗜好等。

（8）家族史

家族史指父母、兄弟、姐妹及子女健康状况。重点询问家庭成员有无遗传性疾病及可能与遗传有关的疾病，如血友病、白化病、糖尿病、高血压、肿瘤等；还应询问家族成员有无病毒性疾病，如传染性肝炎、结核病等。

（二）体格检查

体格检查包括全身检查、腹部检查和妇科检查，应于采集病史之后进行。

1. 全身检查

妇科疾病虽然是生殖器官的病变，但某些疾病可产生全身症状，机体其他系统的疾病也可出现妇科症状，因此应对患者做全身检查。首先应做常规检查，如体温、脉搏、呼吸、血压等生命体征的测量，必要时还应测量身高和体重。其他检查项目包括发育状况、营养状况、面容、体态、神志、毛发分布、皮肤、头部器官、颈部、乳房、心、肺、脊柱及四肢等。

2. 腹部检查

腹部检查按视、触、叩、听的顺序进行。视诊应注意腹部是否膨隆，腹壁有无静脉曲张、妊娠纹、瘢痕等；触诊应注意腹壁厚度，肝、脾是否增大及有无压痛，腹部有无压痛、反跳痛及肌紧张，能否触及包块，如触到包块应描述包块的部位、大小（以"cm"为单位记录，如 8 cm×7 cm×6 cm，或用相当于妊娠月份表示，如包块相当于妊娠 4 个月大）、形状、硬度、表面是否光滑、有无压痛等；叩诊主要注意鼓音和浊音分布范围及有无移动性浊音；听诊应注意肠鸣音有无亢进及减弱。若合并妊娠，还应检查子宫底高度、胎位、胎心及胎动等。

3. 妇科检查

妇科检查又称盆腔检查，是妇科特有的检查方法。

（1）检查前准备及注意事项

主要包括：①受检者首先应排空膀胱；②受检者取膀胱截石位；③每检查 1 人更换 1个臀垫、无菌手套及阴道窥器等必需器械，避免交叉感染；④月经期应避免妇科检查，但因病情需要必须检查时，应严格消毒外阴后再行检查，以防感染；⑤无性生活史者仅做直肠－腹部诊检查，禁止行阴道窥器检查及双合诊检查，如发现异常需做阴道检查的，必须征得患者本人或家属的同意后方能进行；⑥检查者操作时动作应轻柔，态度要严肃、认真，应关心及体贴患者；⑦男医生检查患者时需有女性医务人员在场，以减轻患者紧张心理和减少误会。

（2）检查方法

①外阴部检查：观察外阴发育、有无畸形、阴毛多少及分布情况，注意观察外阴及尿道口有无红肿或慢性炎症、前庭大腺是否肿大、处女膜是否完整，有无会阴裂伤、阴道前后壁膨出及子宫脱垂等。

②阴道窥器检查：根据患者阴道壁的松紧情况，选择适宜的窥器型号。检查前先用肥皂水或液状石蜡将窥器两叶前端浸湿，以起润滑作用，若准备做阴道分泌物涂片或宫颈刮片检查时，应将窥器蘸生理盐水，而不用肥皂水或液状石蜡等润滑剂，以免影响涂片质量和检查结果。放置窥器前先用左手示指和拇指将两侧小阴唇分开，右手持窥器，两叶合拢并倾斜45°，沿阴道的后侧壁斜行插入阴道内，边插入边将两叶转平，当窥器顶端接近阴道穹隆时，缓慢张开两叶，直至完全暴露子宫颈为止，再旋转窥器，暴露阴道前壁、后壁、两侧壁及穹隆部。检查时注意不要碰伤子宫颈，以免引起出血。若遇阴道壁松弛或肥胖患者致使宫颈不易暴露时，可改用大号窥器或单叶阴道拉钩。打开阴道窥器后应首先观察阴道情况，注意阴道黏膜颜色，有无充血、溃疡、出血点或肿物，还应观察阴道分泌物的性状、量、颜色及有无特殊气味，同时注意有无阴道横隔、纵隔或双阴道等先天性畸形；然后观察子宫颈大小、颜色、外口形状，有无糜烂、裂伤、外翻、腺囊肿、息肉或肿物等。如需做宫颈刮片或阴道涂片检查时应于此时采集标本。

③双合诊检查：双合诊检查是指阴道、腹部联合检查，即检查者一手的中、示两指或示指一指伸入阴道，另一手置于腹部配合检查。这是妇科最常用的检查方法，其目的是扪清阴道、子宫颈、子宫体、输卵管、卵巢、宫旁结缔组织以及盆腔内壁的情况。检查者一手戴好无菌手套，示、中两指沾润滑剂，先触摸阴道口、会阴、前庭大腺，注意其有无肿大、硬结、压痛及脓性分泌物等，而后将中、示两指伸入阴道内压迫尿道，观察尿道口有无脓性分泌物排出；手指沿阴道后壁轻轻插入至阴道穹隆部，检查阴道的通畅度和深度，有无先天性畸形、瘢痕、结节或肿物；触摸子宫颈的大小、形状、硬度及外口情况，注意有无接触性出血；向上抬举子宫颈，观察患者是否出现疼痛，若出现疼痛称为宫颈举痛，为盆腔内器官病变牵涉所致。随后将阴道内手指平放在子宫颈后方，向上、向前抬举子宫颈，将子宫体托起，另一手掌心朝下置于腹部，将四指放平在下腹部向盆腔方向按压腹壁，并逐渐向耻骨联合部移动，直达盆腔深部及子宫后方，使子宫置于内外两手之间，通过内、外两手指同时分别抬举和按压，相互配合，即可查清子宫的位置、大小、形态、硬度、活动度、有无压痛。当触及宫体朝向耻骨时，称为前倾；若宫体朝向骶骨，称为后倾。宫体

与宫颈间的纵轴形成的角度朝向前，称为前屈，若形成角度朝向后，称为后屈。正常子宫位置为前倾略前屈位。查清子宫之后，将阴道内手指移向一侧穹隆部，尽力向上与腹壁手指对合，检查该侧输卵管、卵巢及宫旁组织情况，再将阴道内手指移向对侧穹隆部，与腹壁手指配合，检查对侧输卵管、卵巢及宫旁组织情况。正常情况下，阴道内外两手可相互对合，输卵管触不到，偶可触及卵巢，约为 4 cm×3 cm×1 cm 大小，可活动，触之稍有酸胀感。检查时应注意输卵管、卵巢及宫旁组织有无增厚、压痛及肿物等，若触及肿物应注意其位置、大小、形状、软硬度、活动度、与子宫的关系及有无压痛等。

④三合诊检查：三合诊是指阴道、直肠、腹部联合检查，即检查者将一手的示指放入阴道，中指伸入直肠，另一手置于腹部配合检查。此法可弥补双合诊检查的不足，用于了解后倾或后屈子宫的大小，发现子宫后壁、子宫骶韧带、直肠子宫陷凹、直肠阴道隔、骶骨前方或直肠等的病变，还可用来估计盆腔恶性肿瘤浸润盆腔的范围。

⑤直肠 – 腹部诊检查：直肠 – 腹部诊简称肛腹诊，即检查者的一手示指伸入直肠，另一手置于腹部配合检查。此法适用于无性生活史、处女膜闭锁、阴道闭锁或月经期不宜行双合诊检查者。其检查方法及步骤除一手示指放入直肠外，其他均与双合诊检查法相同。

（3）记录

做完妇科检查之后，应将检查结果按以下解剖部位的先后顺序逐一记录。

①外阴：发育情况、婚产类型（未婚型、已婚型或经产型）、有无异常发现。

②阴道：是否通畅，黏膜情况，分泌物量、颜色、性状及气味，有无肿物及阴道壁膨出。

③子宫颈：位置、大小、硬度，有无糜烂、裂伤、腺囊肿、息肉，有无接触性出血、举痛等。

④子宫：位置、大小、硬度、活动度，有无压痛等。

⑤输卵管及卵巢：有无肿物、增厚、压痛。如有肿物，应记录其位置、大小、硬度，表面是否光滑，活动度，有无压痛，与子宫的关系等。左、右两侧应分别记录。

二、妇科疾病常见症状及鉴别要点

（一）阴道出血

1.病因

阴道出血是妇科最常见的症状之一，出血可来自生殖道的任何部位，但以子宫出血最常见。出血的原因也有多种，常见的有：①卵巢内分泌功能失调，如功能失调性子宫出血等；②与妊娠有关的疾病，如流产、异位妊娠等；③生殖器肿瘤，包括外阴、阴道、子宫颈、子宫体及卵巢的良性或恶性肿瘤等；④生殖器炎症，如阴道炎、子宫颈炎、子宫内膜炎等；⑤生殖道损伤，如外阴及阴道骑跨伤、处女膜损伤等；⑥全身性出血性疾病，如血小板减少性紫癜、白血病等。

2．鉴别要点

（1）月经量增多、经期正常或延长

多见于子宫肌瘤、子宫腺肌病、排卵性功能失调性子宫出血、宫内节育器的副作用等疾病。

（2）不规则阴道出血

周期不规则的阴道出血多为无排卵性功能失调性子宫出血；若为无周期可辨的持续性不规则阴道出血，则多见于生殖道的恶性肿瘤，特别是子宫颈癌和子宫内膜癌。

（3）停经后阴道出血

若发生于育龄妇女，常见于与妊娠有关的疾病，如流产、异位妊娠、葡萄胎等；若发生于围绝经期妇女，多为功能失调性子宫出血或生殖器官的恶性肿瘤。

（4）接触性出血

多见于宫颈癌、宫颈息肉、子宫黏膜下肌瘤等。

（5）经间期出血

发生于月经中期，一般量很少，历时 3～4 d，多为排卵期出血。

（6）月经前后点滴状阴道出血

月经前或来潮后数日有少量出血或褐红色分泌物，多为宫内节育器的副作用或卵巢功能异常所致。

（7）绝经后阴道出血

绝经数年后出现极少量出血，并且持续时间很短，多为绝经后子宫内膜脱落引起；如出血量多且持续不净或反复发生，应考虑为子宫内膜癌所致。

（8）阴道出血伴白带增多

常见于子宫颈癌、子宫内膜癌、子宫黏膜下肌瘤伴感染等。

（9）阵发性阴道血水

常为输卵管癌的典型症状。

除上述情况外，对阴道出血患者还应注意年龄因素，患者的年龄对诊断具有重要参考价值。新生女婴于出生后数日出现少量阴道出血，是受母体雌激素水平影响所致；幼女出现阴道出血，一般见于性早熟或生殖道恶性肿瘤；育龄期妇女阴道出血，应考虑与妊娠有关的疾病；围绝经期妇女阴道出血则以无排卵性功能失调性子宫出血为多见，但需首先排除生殖道恶性肿瘤。

（二）白带增多

1．原因

白带是由阴道黏膜渗出物、子宫颈管及子宫内膜腺体分泌物等混合而成，其量受体内雌激素水平影响。正常白带呈白色糊状或蛋清样，黏稠，无臭味，量少。当生殖道发生炎症或肿瘤继发感染时则会出现白带增多。

2. 鉴别要点

（1）透明黏液性白带增多

外观与正常白带相似，多见于体内雌激素水平增高，如排卵期、卵巢功能失调或用雌激素治疗者，还可见于子宫颈内膜炎及子宫颈高分化腺癌。

（2）脓性白带

白带呈黄色或黄绿色，质稠，有臭味，多为细菌感染所致，尤其是滴虫性阴道炎最为常见，此外，还见于子宫颈炎、子宫内膜炎、宫腔积脓及阴道内异物残留等。

（3）乳酪状或豆腐渣样白带

此种白带是外阴阴道假丝酵母菌病的典型表现，多伴有严重的外阴瘙痒。

（4）血性白带

白带中混有血液，可见于子宫颈癌、子宫内膜癌、宫颈息肉、子宫黏膜下肌瘤、老年性阴道炎或宫内节育器的副作用等。

（5）灰色匀质白带

常伴有鱼腥味，多见于细菌性阴道病。

（6）水样白带

此种白带常似淘米水样，持续性排出且奇臭，常见于子宫颈癌、子宫内膜癌伴感染或子宫黏膜下肌瘤伴感染。若为阵发性排出血水样白带，应考虑输卵管癌的可能。

（三）下腹疼痛

下腹疼痛是妇科的常见症状，应根据疼痛的性质和特点进行分析和判断。

（1）起病情况

若腹痛起病缓慢且逐渐加剧，常为内生殖器炎症或恶性肿瘤引起；若起病急骤，应考虑卵巢囊肿蒂扭转或破裂；若为反复发作的隐痛且伴阵发性加剧，常见于输卵管妊娠流产或破裂。

（2）疼痛部位

下腹正中疼痛，多为子宫病变引起；若疼痛位于下腹一侧，常是同侧输卵管或卵巢病变引起，如输卵管及卵巢炎症、异位妊娠、卵巢囊肿蒂扭转等。当卵巢囊肿破裂或输卵管妊娠破裂时，可引起整个下腹，甚至全腹疼痛。

（3）疼痛性质

持续性下腹钝痛，多是由盆腔炎症或积液所致；阵发性绞痛，多是由子宫或输卵管等空腔脏器收缩所引起；撕裂性锐痛，多见于输卵管、卵巢破裂；坠痛，多见于子宫收缩，特别是宫腔内有积血、积液不能排出时所致；顽固性疼痛难以忍受，并向腰骶部或大腿内侧放射，多为盆腔恶性肿瘤晚期的症状。

（4）疼痛发生时间

月经期发生疼痛，多为原发性痛经或子宫内膜异位症；月经中期发生疼痛且位于下腹一侧，多为排卵性疼痛；周期性下腹疼痛且无月经来潮者，多为术后宫腔、宫颈管粘连或先天性生殖道畸形。

（5）疼痛的放射部位

下腹疼痛向肩部放射，多为腹腔内出血所致；疼痛向腰骶部放射，多为子宫颈及子宫病变引起；疼痛若向大腿内侧及腹股沟部位放射，常由于该侧输卵管及卵巢病变引起。

（6）疼痛伴随症状

疼痛伴停经者多为妊娠合并症，如流产、异位妊娠、葡萄胎流产等；疼痛伴发热者常见于盆腔炎症；疼痛伴恶心、呕吐者多见于卵巢囊肿蒂扭转、急性盆腔炎并发腹膜炎；疼痛伴休克者常为腹腔内出血所致，如输卵管或卵巢妊娠破裂、卵巢黄体破裂；疼痛伴肛门下坠感者多为腹腔内出血、炎性积液或卵巢囊肿破裂刺激直肠子宫陷凹所致；疼痛伴进行性消瘦者多为恶性肿瘤晚期。

（四）腹部肿物

腹部肿物大多是由医生检查发现，但当肿物较大时，也可由患者本人及家属发现。肿物可分为囊性或实性，囊性者多为输卵管、卵巢的良性病变，或为充盈的膀胱；实性肿物多为增大的子宫、卵巢恶性肿瘤或肠道病变。根据肿物的来源及性质可初步做出鉴别。

1. 子宫增大

（1）妊娠子宫

多伴有停经，一般子宫质软，若停经后有不规则阴道出血还应考虑妊娠流产或葡萄胎的可能。

（2）子宫肌瘤

常伴有月经的改变，检查时肿物质硬，有时可触及表面突出的瘤结节。若为带蒂的浆膜下肌瘤，一般无任何症状，检查时可误诊为卵巢肿瘤。

（3）子宫腺肌病

子宫均匀增大，但一般不超过妊娠 12 周大，质硬，常伴有明显痛经。

（4）子宫畸形

常见的有双子宫或残角子宫，检查时肿物位于子宫一侧，质硬，与子宫相连，抬举宫颈时肿物与子宫活动一致。

（5）子宫恶性肿瘤

如子宫内膜癌，常发生于围绝经期，伴有不规则阴道出血及排液史；子宫肉瘤，子宫增大迅速，常伴有腹痛及不规则阴道出血；妊娠滋养细胞肿瘤，常发生于流产、葡萄胎或足月分娩后，有不规则阴道出血史，子宫增大且外形不规则。

（6）宫腔阴道积血或宫腔积脓

常发生于先天性生殖道畸形或宫腔手术操作之后，由经血外流受阻所致。常伴有周期性腹痛且无经血来潮。宫腔积脓多发生于子宫颈癌放疗之后。

2. 输卵管及卵巢肿物

（1）卵巢非赘生性肿物

如卵巢黄体囊肿、滤泡囊肿、黄素囊肿等，一般直径 ≤ 8 cm，无压痛，可自行消失。

（2）卵巢赘生性肿物

包括卵巢良性或恶性肿瘤。一般囊性、表面光滑、生长速度缓慢、与周围界限清楚、活动者多为良性肿瘤；若肿物为实质性、表面不规则、生长速度快、活动受限或伴有腹腔积液者多为恶性肿瘤。

（3）输卵管妊娠

肿物位于子宫一侧，大小、形状不一，触痛明显，常伴有停经后阴道少量出血及腹痛史。

（4）输卵管及卵巢炎性肿物

常见于输卵管及卵巢积水或积脓，肿物与子宫粘连，不活动，压痛明显，常伴有腹痛、发热，甚至反复发作。

（5）子宫内膜异位囊肿

可逐渐增大，与子宫粘连，压痛明显，常伴有痛经。

3. 肠道及肠系膜肿物

（1）粪块

多位于左下腹，挤压后变形，灌肠或排便后消失。

（2）阑尾周围脓肿

位于右下腹阑尾部位，距子宫较远，边界不清，常伴有转移性腹痛、发热及白细胞增多等。

（3）结肠癌

常伴有下腹一侧隐痛、便秘、腹泻、便中带血等消化道症状，检查时肿物位于下腹一侧，呈条块状，有轻压痛，略能推动。

（4）肠系膜肿物

肿物部位较高，活动范围大。

（5）肠粘连及大网膜粘连

肿物边界不清，常有腹部手术史或盆腔感染史，叩诊时部分区域呈鼓音。

4. 泌尿系统肿物

（1）充盈的膀胱

位于下腹中央，位置较表浅，呈囊性，表面光滑，不活动，排尿后肿物消失。

（2）异位肾

先天性异位肾多位于髂窝部或盆腔内，其形状与正常肾相似，静脉尿路造影可鉴别。

5.腹壁或腹腔肿物

（1）结核性包裹性积液

肿物与周围界限不清，囊性，不活动，常伴有结核的其他表现，肿物可随结核病好转而缩小。

（2）腹腔积液

量大时易与巨大卵巢囊肿相混淆，通过叩诊可鉴别，两季肋浊音、脐周鼓音为腹腔积液特征。若卵巢肿瘤合并腹腔积液，采用腹部冲击触诊法可触及肿瘤。

（3）腹壁血肿或脓肿

多有腹部手术或外伤史，肿物位于腹壁内，表浅，压痛。

（4）腹膜后肿物

位置较深，活动度差，多为实性，可通过静脉尿路造影观察输尿管是否移位来判断。

第二节　子宫内膜异位症

一、概述

子宫内膜异位症（简称内异症）是指具有生长功能的子宫内膜组织（腺体和间质）出现在宫腔被覆内膜及子宫肌层以外的其他部位。内异症和子宫腺肌病同为内膜异位引起的疾病，但它们发病的机制是不相同的，临床表现亦有差异，实际上是两种不同的疾病，二者均是妇产科的常见病，常可并存。内异症的发病机制可能如下：随经血逆流或医源性携带的子宫内膜转移到宫腔和子宫肌层以外的部位，在局部因素（免疫因素或炎症因子）的作用下种植和生长形成病变，而子宫腺肌病的发病目前多认为是基底层内膜细胞增生，侵入肌层间质的结果。

内异症有以下特点：①育龄期妇女多发，主要引起疼痛和不孕。②近年来发病率有明显上升趋势。③症状与体征及疾病的严重性不成比例。④病变广泛、形态多样，可侵犯全身任何部位。⑤极具浸润性，可形成广泛严重的粘连。⑥形态学上虽然呈良性表现，临床行为学上却有增生、浸润、转移及复发的恶性行为。⑦激素依赖性。

这些特点使内异症的治疗甚为棘手，如何规范和系统化治疗，使患者取得最理想的效果，是临床应该深入研究和探讨的问题。内异症的发病机制尚未完全明了，以种植学说、体腔上皮化生学说和诱导学说为主导理论；子宫内膜在宫腔外需经黏附、侵袭和血管形成的过程，在种植、生长后引起症状；在子宫内膜完成异位种植、生长等过程中，机体全身和局部免疫状态、功能，以及激素、细胞因子和酶等均起重要作用；内异症具有一定的遗传倾向和家族聚集性，可能与遗传因素有关；有证据表明，内异症与亚临床腹膜炎症有关。

二、临床病理

内异症的主要病理变化为异位种植的子宫内膜随卵巢激素的变化而发生周期性出血，病灶局部反复出血和缓慢吸收导致周围纤维组织增生、粘连形成，出现紫褐色斑点，最后发展为大小不等的实质性瘢痕结节或形成囊肿。典型的异位内膜组织在镜下可见子宫内膜上皮、腺体、间质、纤维素及出血等成分，但是由于反复出血，结构被破坏，难有典型表现。出血来自间质内血管，镜下找到少量内膜间质细胞即可确诊本病。临床表现及手术所见典型，即使镜下仅能在卵巢囊壁中发现红细胞或含铁血黄素细胞等出血证据，也应视为内异症。内异症大体病理分型如下。

（一）卵巢型内异症

卵巢型内异症可形成囊肿，称"卵巢巧克力囊肿"。80% 累及一侧卵巢，50% 累及两侧卵巢。卵巢型内异症分为以下两种类型。

1. 微小病变型

卵巢浅表层有红色、蓝色或棕色的斑点或小囊，直径只有数毫米，常致卵巢与周围组织粘连。

2. 典型病变型

即囊肿型，患者有单个或多个囊肿，直径多在 5 cm 左右，最大者可达 20 cm，囊肿张力大，囊壁厚薄不均，易自发破裂，可形成急腹症。

（二）腹膜型内异症

异位子宫内膜分布于盆腔腹膜及各脏器表面，以子宫骶韧带、直肠子宫陷凹、子宫后壁下段浆膜较常见。腹膜型内异症可分为以下两种类型。

1. 色素沉着型

病灶呈典型的蓝紫色或褐色。

2. 无色素沉着型

为早期病变，病灶呈红色和白色，无色素沉着的内膜病灶发展成典型的病灶需 6 ~ 24 个月。

（三）深部浸润型内异症

病灶浸润深度 ≥ 5 mm，常见于子宫骶韧带、直肠子宫陷凹、阴道穹隆、直肠阴道隔等。

（四）其他部位的内异症

内异症还可见于消化系统、泌尿系统、呼吸系统、腹壁切口等。

三、临床表现和辅助检查

（一）临床表现

1. 疼痛

70%～80%患者有不同程度的盆腔疼痛，与病变程度不完全平行，小的散在病灶可致剧痛，大而严重的粘连可无痛。疼痛表现有：①痛经，典型症状为继发性痛经、进行性加重。②非经期腹痛，慢性盆腔疼痛。③性交痛及排便痛，30%的病例伴有性交痛及排便痛。④卵巢内异症病灶破裂，患者可出现急腹症。

2. 不孕

约40%的患者合并不孕，可能与下列因素相关：①盆腔解剖结构异常。②盆腔内环境改变。③免疫功能异常。④卵巢功能异常。

3. 月经异常

15%～30%的患者可有经量增多、经期延长或淋漓不尽，可能受病变破坏卵巢功能的影响。

4. 特殊部位内异症

在病变部位出现结节样肿块并有周期性疼痛、出血，或经期肿块增大，经期后缩小。特殊部位内异症有：①肠道内异症，周期性腹痛、腹泻、便秘、便血，严重者可出现肠梗阻。②泌尿系统内异症，周期性的尿痛、尿频、尿血，甚至出现泌尿系统梗阻或肾功能障碍。③呼吸道内异症，经期咯血和气胸。④手术瘢痕内异症，剖宫产等手术后切口瘢痕处结节，经期增大，疼痛较重；会阴切口处瘢痕结节，经期变大，疼痛加重。

（二）辅助检查

1. 妇科检查

典型病例子宫常为后位，活动度差，子宫骶韧带、直肠子宫陷凹或子宫后壁下方有触痛性结节，可同时存在附件区囊肿，不活动。

2. 血清 CA125 测定

血清 CA125 轻中度升高，重症患者更为明显。CA125 诊断内异症的敏感性和特异性均较低，不作为独立诊断依据。

3. 影像学检查

超声示附件区囊肿包块内强回声点。超声检查是诊断卵巢内异症和膀胱、直肠内异症的重要方法，可确定囊肿的位置、大小和形状。

盆腔计算机断层扫描（CT）和磁共振成像（MRI）亦有诊断价值，但价格昂贵，不作为初选的诊断方法。

根据病史、临床表现及辅助检查即可作出诊断。①病史：月经史、孕产史、家族史、手术史。②妇科检查。③腹腔镜检查：诊断内异症的最佳方法。④血清 CA125 检测等。

四、临床分期

目前我国多采用美国生育学会（AFS）提出的"修正子宫内膜异位症分期法"。此分期法认为，内异症需经腹腔镜检查或剖腹探查确诊，并要求详细记录病灶的部位、数目、大小、深度和粘连程度，最后进行评分。此分期法对于评估疾病严重程度，正确选择治疗方案，准确比较和评价不同疗法的疗效等有一定的作用。

具体分期为：①Ⅰ期（微型），评分为 1～5 分。②Ⅱ期（轻型），评分为 6～15 分。③Ⅲ期（中型），评分为 16～40 分。④Ⅳ期（重型），评分为 > 40 分。

五、鉴别诊断

（一）卵巢恶性肿瘤

早期无症状，有症状时多有持续性腹痛、腹胀伴腹腔积液。

（二）盆腔炎性包块

患者有急性或反复发作的盆腔感染史。

（三）子宫腺肌病

痛经症状与内异症相似，妇检子宫均匀性增大，呈球状，质硬。

六、治疗

（一）药物治疗

药物治疗包括对症治疗和激素抑制治疗。对症治疗采用非甾体抗炎药，但不能阻止病情的发展。激素抑制治疗的主要原理是造成体内的低雌激素环境，使患者形成假孕或假绝经，或处于药物性卵巢切除状态，导致异位内膜萎缩、退化、坏死，从而达到治疗目的。

1. 非甾体抗炎药

如吲哚美辛、萘普生、布洛芬等。根据需要应用，间隔时间不少于 6 小时。

2. 口服避孕药

长期连续应用避孕药可造成类似妊娠的人工闭经。低剂量高效孕激素和炔雌醇的复合片可连续应用。每日一片，连用 6～9 个月。不良反应主要有恶心、乳房胀痛、体重增加、情绪波动及阴道点滴状出血，血栓形成的风险增加。

3. 孕激素类

该类药物可导致子宫内膜蜕膜样变、萎缩，造成患者闭经。方法：甲羟孕酮 30 mg/d，口服，连续服用 6 个月。

4. 孕激素受体拮抗剂

米非司酮是孕激素受体拮抗剂，可抑制排卵，干扰子宫内膜的完整性，口服 25 ~ 100 mg/d，造成闭经，使病灶萎缩。不良反应轻，无雌激素影响，无骨质丢失危险，但长期疗效有待证实。

5. 孕三烯酮

孕三烯酮为 19- 去甲睾酮的衍生物，可拮抗雌激素、孕激素，抑制卵泡刺激素、黄体生成素峰值，并减少黄体生成素均值，使雌激素水平下降，异位内膜萎缩、被吸收。每周仅用药 2 次，每次 2.5 mg，从月经第一日开始服用，连用 6 个月，服药后 50% ~ 100% 患者发生闭经。

6. 达那唑

达那唑为合成的 17α- 乙炔睾酮衍生物，可抑制黄体生长素、卵泡刺激素峰值，从而抑制卵巢，引起闭经。用法：200 mg/ 次，每日 2 ~ 3 次，月经第一日服用，连用 6 个月，如未闭经或痛经不缓解，可增加剂量至每日 4 次。不良反应为可能引起卵巢功能抑制症状和雄性化，近年来，研究表明长期应用达那唑者有发生冠心病的危险。

7. 促性腺激素释放激素激动剂

（1）作用机制

抑制垂体促性腺激素的分泌，使卵巢激素水平下降，患者处于低雌激素状态，出现暂时性闭经（药物性卵巢切除或药物性垂体切除）。

（2）代表药物

亮丙瑞林、戈舍瑞林、曲普瑞林。月经第一日皮下注射 1 支，每隔 28d 注射 1 次，共 3 ~ 6 次。用药后 3 ~ 6 周血雌激素水平达到去势范围，出现闭经。不良反应为引起闭经症状，停药后多可消失。应用促性腺激素释放激素激动剂（GnRH）3 个月，应给予反向添加治疗。

8. 左炔诺孕酮宫内缓释系统

如曼月乐宫内节育器。使用后可以引起子宫内膜暂时性的萎缩，抑制子宫内膜的增长，有效控制月经量，缩短出血天数，以达到治疗的目的。

9. 中药治疗

中药治疗内异症，可控制术后内异症的复发，缓解症状，提高患者健康状况和生活质量。中药还常被用来治疗不孕。一些证据表明，部分中药在减轻疼痛等症状方面优于达那唑。

（二）手术治疗

1. 目的

手术治疗的目的：①明确诊断和临床分期。②消除异位内膜病灶及囊肿。③分离粘连组织，恢复正常解剖结构。④治疗不孕。⑤缓解和治疗痛经等症状。

2. 适应证

药物治疗后症状不缓解、局部病变加剧或生育功能未恢复者；有卵巢内异症囊肿且迫切希望生育者；有附件包块、盆腔疼痛、不孕者。

3. 手术方式

有开腹手术和腹腔镜手术两种。腹腔镜手术是本病的最佳处理办法，应作首选。目前研究者认为，以腹腔镜确诊、"手术＋药物"为内异症治疗的"金标准"；开腹手术可用于腹腔镜条件不具备或手术情况非常复杂者，如有严重粘连和多次手术史的患者。

（1）保留生育功能的手术

目的是明确诊断，去除病因，分离粘连，恢复解剖结构，保留子宫及单侧或双侧附件。适用于年轻和有生育要求的患者。术后复发率是40%，术后尽早妊娠或加用药物治疗可降低复发率。

（2）保留卵巢功能的手术

去除病灶，切除盆腔内病灶及子宫，保留至少一侧或部分卵巢。适用于Ⅲ、Ⅳ期症状明显，无生育要求的45岁以下患者。术后复发率为5%。

（3）根治性手术和去势手术

①根治性手术，全子宫、双侧附件和盆腔内所有异位内膜病灶切除，适用于年龄＞45岁的重症患者。②去势手术，切除双侧附件，保留子宫。适用于近绝经期、症状明显而子宫及子宫颈正常的患者，常在腹腔镜下完成此手术。

（4）缓解疼痛的手术

①宫骶神经切除术，将子宫骶韧带与子宫颈相连接处1.5～2.0 cm的相邻区域切除或用激光破坏。②骶前神经离断术，在下腹神经丛水平切断支配子宫的交感神经，该手术难度较高，适用于盆腔中央疼痛严重而药物治疗无效者，近期疗效好，但复发率达50%。

（三）联合治疗

"手术＋药物"或者"药物＋手术＋药物"为联合治疗方法。单纯手术治疗或单纯药物治疗均有其局限性。手术前给予3～6个月的药物治疗，使病灶软化缩小，有利于手术治疗。手术不彻底或术后疼痛不缓解者，术后可采用6个月的药物治疗。

不孕患者常需联合治疗。药物治疗对改善生育状况帮助不大，而腹腔镜手术能提高术后妊娠率。希望生育者，术后不宜应用药物巩固治疗，而应采用促排卵治疗，争取尽早妊娠。术后 2 年内不能妊娠者，再孕概率甚微。据最近报道，内异症患者手术后采用辅助生殖技术可明显提高妊娠率。

八、预后

除根治性手术外，内异症患者采用其他方式治疗后复发率都高。重症患者复发率高于轻症患者。病情越重，复发速度越快。单纯药物治疗后内异症复发率高于手术治疗。术后应用孕激素不减少复发率。在根治性手术后采用雌激素替代治疗不会明显增加复发危险。用 GnRH-a 治疗后，轻症患者复发率为 37%，重症患者为 74%。

临床上有以下情况时应警惕内异症恶变：①绝经后内异症患者的疼痛节律改变。②卵巢囊肿过大，增长过快，直径 > 10 cm。③影像学检查发现卵巢囊肿内部有实性或乳头状结构，病灶血流丰富，阻力指数低。④血清 CA125 水平 > 200 U/mL（排除感染或子宫腺肌病）。围绝经期卵巢内异症囊肿患者出现以上情况时应积极进行手术治疗，可行患侧附件切除或子宫加双侧附件切除术。

九、预防

内异症病因不清，其发病机制复杂，不能完全预防。可采取以下措施进行预防。

（一）防止经血逆流

及时发现并治疗引起经血逆流的疾病，如先天性生殖道畸形、闭锁狭窄，继发性宫颈粘连、阴道狭窄等。

（二）药物避孕

药物避孕可降低发生内异症的风险，作用机制与抑制排卵和促使子宫内膜萎缩有关。

（三）防止医源性内异症

应注意：①经期应避免性交和妇检。②避免多次宫腔操作。③在施行进入宫腔的手术，特别是孕中期剖宫取胎时，要用纱布垫保护好子宫切口周围的手术野，缝合子宫壁时避免穿过子宫内膜层，关腹后冲洗腹壁切口。④月经来潮前禁止做输卵管通畅试验。⑤宫颈和阴道手术，如冷冻、电灼、整形等，不宜在月经来潮前进行，以防经血中的内膜种植于手术创面。⑥在施行人工流产吸宫术时，宫腔内负压不宜过高，避免拔出吸管时宫腔内血液及内膜碎片被吸入腹腔，还应避免损伤宫颈。

第三节　异位妊娠

一、定义

异位妊娠是指受精卵着床并发育于宫腔以外的任何部位，按受精卵种植部位不同分为输卵管妊娠、卵巢妊娠、腹腔妊娠、阔韧带妊娠、宫颈妊娠、子宫残角妊娠等。异位妊娠是妇产科常见的急腹症，在早期妊娠女性中的发生率为 2%～3%，其中输卵管妊娠最常见，约占 95%。尽管诊断与治疗方法不断改进，但输卵管妊娠破裂仍旧是妊娠相关死亡的重要原因。本节主要对输卵管妊娠进行阐述。

二、危险因素

（一）主要危险因素

①输卵管炎症为输卵管妊娠的主要病因。②输卵管妊娠史或手术史，既往有异位妊娠病史的女性复发风险增加，有 1 次异位妊娠病史者，其重复异位妊娠率约为 10%；有 2 次以上异位妊娠病史者，则再发风险增加至 25% 以上。③输卵管发育不良或功能异常。④辅助生殖技术。

（二）次要危险因素

有吸烟史，年龄＞ 35 岁。使用宫内节育器的女性患异位妊娠的风险低于未使用宫内节育器者，然而一旦带环妊娠，异位妊娠发生率将增高。其余如口服避孕药避孕失败，也可增加异位妊娠发生风险。

三、病理

输卵管妊娠可发生的病理性结果有：①输卵管妊娠流产。②输卵管妊娠破裂，峡部妊娠多在妊娠 6 周时破裂，间质部妊娠可持续至孕 3～4 个月。③继发性腹腔妊娠。④陈旧性异位妊娠。

四、临床表现

输卵管妊娠的临床症状、体征表现缺乏特异性。

（一）症状

常见症状：停经、腹痛、阴道流血。

其他症状：乳房胀痛、胃肠道症状、头晕、晕厥、肩部放射痛、泌尿系统症状、阴道组织物排出、肛门坠胀感及排便疼痛等。

（二）体征

常见体征：盆腔压痛、附件区压痛、腹部压痛、宫颈举痛。

其他体征：面色苍白、腹胀、子宫增大、直立性低血压、休克、心动过速（＞100 次 /min）。

五、诊断要点

（一）超声检查

经阴道超声检查提示附件区可见含有卵黄囊和（或）胚芽的宫外孕囊，可明确诊断异位妊娠。若经阴道超声检查发现附件区独立于卵巢的肿块或包含低回声的肿块，应高度怀疑为异位妊娠，其诊断异位妊娠的敏感度为 87.0%～99.0%，特异度为 94.0%～99.9%。超声检查发现宫腔内囊性结构提示宫内妊娠，但也可能为假妊娠囊（蜕膜管型与血液形成），约 20% 的异位妊娠患者超声检查可见假囊。临床上很难区分假囊与早期宫内妊娠囊。当患者妊娠试验呈阳性、宫腔内见无回声囊性结构、附件区未见包块时，则诊断为异位妊娠的概率为 0.02%，宫内妊娠的概率为 99.98%。8%～31% 早孕女性在初次超声检查时不能确定妊娠部位，归类为未知部位妊娠。

（二）血清人绒毛膜促性腺激素测定

单一的血清人绒毛膜促性腺激素（hCG）浓度无法判断妊娠活性与部位，应结合患者的病史、临床表现和超声检查以协助诊断异位妊娠。

1. 血清 hCG 超声阈值

当血清 hCG 水平超过一特定临界值时，超声检查可显示正常宫内妊娠囊，此界值即为血清 hCG 超声阈值。以往文献报道血清 hCG 阴道超声阈值为 1 500～3 000 U/L。当血清 hCG 值超过超声阈值，而超声检查未发现宫内妊娠囊时，则提示早期妊娠流产或异位妊娠，其中 50%～70% 的病例为异位妊娠。多胎妊娠孕妇的血清 hCG 值在任何孕周均高于同孕龄单胎妊娠孕妇，在超声确诊时其血清 hCG 值往往高于 2 000 U/L。如果血清 hCG 超声阈值应用于异位妊娠的诊断，那么阈值应予以提高至 3 500 U/L，以避免潜在的误诊以及正常宫内妊娠意外终止。血清 hCG 超声阈值（1 500 U/L）和子宫内膜厚度（10 mm）联合作为鉴别异位妊娠和宫内妊娠的诊断依据，对异位妊娠具有较高的诊断价值。

2. 血清 hCG 水平变化趋势

连续的血清 hCG 测定有助于区分正常妊娠与异常妊娠，但无论血清 hCG 水平呈上升趋势，还是呈下降趋势，均无法诊断异位妊娠。如果临床检查结果提示为异常妊娠，推荐在第一次血清 hCG 测定后间隔 48 h（不短于 48 h）重复测定血清 hCG。后续血清 hCG 测定根据血清 hCG 变化曲线相隔 2 ~ 7 d 监测 1 次。正常宫内妊娠者的血清 hCG 间隔 48 h 最低增幅取决于其初始血清 hCG 值。当正常宫内妊娠者初次检测的血清 hCG 值较高时，其血清 hCG 增幅较低。初始血清 hCG 值低于 1 500 U/L 时，血清 hCG 水平最低增幅为 49%；处于 1 500 ~ 3 000 U/L 者为 40%；超过 3 000 U/L 者为 33%。早期妊娠时血清 hCG 水平间隔 48 h 上升幅度低于最低增幅，应高度怀疑异常妊娠（异位妊娠或早期妊娠流产）。绝大多数正常宫内妊娠者的血清 hCG 水平上升幅度高于最低增幅。血清 hCG 水平下降提示妊娠流产，可随访监测，而无须考虑妊娠的部位。可疑异位妊娠患者的血清 hCG 水平呈下降趋势，需要随访监测血清 hCG 直至非孕水平，在血清 hCG 水平下降过程中或血清 hCG 水平极低时亦可发生输卵管妊娠破裂。

3. 腹腔血与静脉血 hCG 的比值

腹腔血与静脉血 hCG 比值（Rp/v-hCG）可以帮助快速准确诊断输卵管妊娠，同时对于宫内妊娠合并腹腔积血（黄体破裂、出血性输卵管炎）的患者可以避免不必要的干预，减少宫内妊娠意外终止。对于腹腔镜或经腹探查术中未见异位妊娠孕囊的患者，如果 Rp/v-hCG ＞ 1.0，则需要仔细探查腹腔，以避免腹腔妊娠导致严重并发症发生。

4. 静脉血与阴道血 hCG 比值

诊断性刮宫可能会导致 0.5% ~ 12.3% 的正常宫内妊娠意外终止。如果排除正常宫内妊娠，可通过诊断性刮宫检查宫内刮出物有无绒毛来鉴别宫内妊娠流产与异位妊娠。刮宫后 12 ~ 24 h 血清 hCG 值下降超过 15% 提示滋养细胞已被清除，需随访血清 hCG 至正常非孕水平或通过病理检查确定宫腔组织物标本含有绒毛。刮宫后血清 hCG 水平不降，提示刮宫不全或超声未显示的异位妊娠。80% ~ 90% 的异位妊娠患者有阴道流血症状，可采用静脉血与阴道血 hCG 比值（Rv/c-hCG）＞ 1.0 为标准诊断输卵管妊娠，较诊断性刮宫术后判别有无绒毛或随访血清 hCG 缩短诊断时间。

（三）诊断性刮宫

很少应用，适用于胚胎不能存活的宫内妊娠的鉴别诊断和超声检查不能明确妊娠部位者。

（四）腹腔镜探查

多能明确异位妊娠诊断，同时可对异位妊娠进行手术治疗。

（五）总结

①腹腔镜探查不再是诊断异位妊娠的"金标准"。经阴道超声检查是可疑异位妊娠的首选诊断方法。若经阴道超声检查提示附件区有卵黄囊和（或）有胚芽的宫外孕囊，可明确诊断异位妊娠。同时应明确是否有宫内外复合妊娠。②连续的血清 hCG 测定可辅助诊断。单独的血清 hCG 水平无法明确妊娠部位；连续的血清 hCG 测定有助于区分正常妊娠与异

常妊娠；血清孕酮水平无法诊断异位妊娠。③妊娠腹腔血与静脉血 hCG 比值有助于诊断输卵管妊娠。④如果排除了正常宫内妊娠，可通过诊断性刮宫检查来鉴别早期宫内妊娠流产与异位妊娠。⑤具有临床症状和体征的输卵管妊娠破裂患者，如果生命体征不稳定或合并有急腹痛，则需要紧急评估和治疗。⑥每个有性生活的育龄期妇女一旦出现腹痛或者阴道流血，无论其有无避孕措施均应进行妊娠试验筛查。⑦有明确高危因素的妊娠妇女，即使没有症状，也应该进行筛查评估以排除异位妊娠。

六、鉴别诊断

输卵管妊娠需与流产、黄体破裂、卵巢囊肿蒂扭转、卵巢子宫内膜异位症囊肿破裂、急性盆腔炎、阑尾炎等相鉴别。

七、治疗

（一）输卵管妊娠的期待治疗

输卵管妊娠的期待治疗是安全有效的，适合于近 1/3 的输卵管妊娠患者。期待治疗纳入标准：无腹痛或合并轻微腹痛的病情稳定患者，超声未提示有明显的腹腔内出血，输卵管妊娠肿块平均直径不超过 30 mm 且没有胎心搏动，血清 hCG 水平 < 1 500 U/L，患者知情同意。所有患者随访血清 hCG 至非孕状态。根据病情，随访监测血清 hCG 时间间隔为 2 ~ 7 d。如果随访期间患者出现明显腹痛，血清 hCG 水平持续上升或血清 hCG 水平 ≥ 1 500 U/L，需进一步治疗。期待治疗成功率与血清 hCG 水平成反比，初始血清 hCG 水平越高，成功率越低。血清 hCG 水平呈下降趋势是期待治疗成功的预测指标。

（二）输卵管妊娠的药物治疗

1. 药物治疗的适应证

生命体征平稳；低血 hCG 水平（理想者低于 1 500 U/L，最高可至 2 000 U/L）；输卵管妊娠未破裂；无明显腹腔内出血；输卵管肿块直径小于 35 mm，未见胎心搏动；具备随访条件。

2. 甲氨蝶呤

甲氨蝶呤（MTX）是治疗输卵管妊娠最常用的药物。其主要作用机制是抑制滋养细胞增生，破坏绒毛结构，使胚胎组织坏死、脱落、吸收。MTX 适用于输卵管妊娠诊断明确或者临床高度疑似，排除了正常宫内妊娠，并且无 MTX 治疗的绝对禁忌证的病情稳定患者。MTX 除了肌内注射（简称肌注）用药外，没有其他推荐的替代治疗方案。

大多数输卵管妊娠在超声下仅显示为附件区混合性肿块，故肌注 MTX 前应谨慎地间隔 48 h 重复测定血清 hCG 水平，以排除正常宫内妊娠。当血清 hCG 水平上升幅度与宫内妊娠相一致时，建议重复超声检查。

3.MTX 治疗方案

目前文献报道有以下 3 种 MTX 治疗方案用于治疗异位妊娠：①单剂量方案。②二次剂量方案。③多剂量方案。

通过 MTX 治愈而无须手术治疗,成功率为 70% ~ 95%。目前对最佳的 MTX 治疗方案,学界还没有达成共识。MTX 治疗成功可能取决于使用的 MTX 治疗方案和患者治疗初期的血清 hCG 水平。单剂量方案与多剂量方案治疗成功率相似,多剂量方案的不良反应明显增加。二次剂量方案与单剂量方案的治疗成功率和反应相似,但二次剂量方案对初始高血清 hCG 水平的患者有更高的成功率。

4.MTX 治疗后监测

MTX 治疗后需连续监测血清 hCG 水平直至其达到正常非孕水平。治疗失败患者若治疗前未行诊断性刮宫则应高度警惕正常宫内妊娠的可能。除非有明确的输卵管妊娠证据,否则在重复 MTX 治疗或手术治疗前应考虑行刮宫术。药物治疗后血清 hCG 恢复至正常水平一般需要 3 ~ 4 周,最长可至 8 周。

5.MTX 治疗的不良反应

MTX 治疗的不良反应与治疗剂量和持续时间有关。MTX 主要对增殖活跃的组织（如骨髓、胃肠道黏膜和呼吸道上皮）有影响。严重的不良反应有骨髓抑制、肺纤维化、非特异性肺炎、肝硬化、肾功能衰竭和胃溃疡等。常见的不良反应有胃肠道反应（肠胀气、恶心、呕吐、口炎）,转氨酶暂时轻度升高。转氨酶升高是少见的不良反应,在停药后自然下降。脱发是罕见的不良反应。

6.MTX 治疗的注意事项及影响

接受 MTX 治疗的患者需要被告知有输卵管妊娠破裂的风险,以及 MTX 具有潜在的导致宫内胎儿死亡或致畸风险。建议患者在 MTX 治疗期间避免服用降低药效的含叶酸成分的保健品、食品和非甾体抗炎药。医生应尽量减少不必要的妇科检查和超声检查,患者应避免剧烈运动和性行为直至痊愈,以避免输卵管妊娠破裂。建议患者在接受 MTX 治疗的最后一次剂量后,至少 3 个月再妊娠。MTX 治疗不会对患者的后续生育功能或卵巢储备功能产生不良影响。

（三）手术治疗

1. 手术治疗适应证

患者有以下临床表现时需要手术治疗：①生命体征不稳定,有输卵管妊娠破裂的症状（如盆腔疼痛、腹腔内出血）。②若有药物治疗绝对禁忌证或药物治疗失败需行手术治疗,若有相对禁忌证可考虑行手术治疗。③手术治疗也适用于临床病情稳定的患者,可与其他有指征的手术同时进行（如输卵管绝育手术,或者合并输卵管积水并准备行辅助生殖技术的患者行输卵管切除手术）。

2. 术式

腹腔镜手术是手术治疗的首选术式，一般采用腹腔镜输卵管切除术（切除部分或全部受影响的输卵管）或腹腔镜输卵管切开取胚术（移除异位妊娠灶、保留输卵管）。经腹手术适用于生命体征不稳定、有大量腹腔内出血、腹腔镜检查中视野受限者。腹腔镜手术与经腹手术两者后续妊娠率无差异。

3. 药物治疗与手术治疗间的比较

腹腔镜输卵管切除术治疗成功率高于药物治疗，可缩短随访时间、减少复诊和抽血化验次数。腹腔镜输卵管切开取胚术与药物治疗单剂量方案相比，成功率更高；腹腔镜输卵管切开取胚术与药物治疗多剂量方案相比，治疗成功率无显著性差异。保留输卵管手术与MTX治疗相比，两者间治疗后输卵管通畅率、重复异位妊娠率和后续自然妊娠率均无差异。

4. 输卵管切开取胚术与输卵管切除术间的比较

根据患者的临床表现、生育期望及输卵管损伤程度来选择输卵管切除术或输卵管切开取胚术。对于另一侧输卵管正常的输卵管妊娠患者，输卵管切开取胚术和输卵管切除术两组间后续自然妊娠率、重复异位妊娠率差异无统计学意义，持续性异位妊娠在输卵管切开取胚术后发生率更高。在输卵管损伤严重、手术部位有明显出血的情况下，输卵管切除术是首选手术方法。如果有生育要求的患者对侧输卵管正常，也可以考虑行输卵管切除术。既往有异位妊娠、一侧输卵管损伤、腹部手术、盆腔炎性疾病病史的患者行输卵管切开取胚术，其术后自然妊娠率高于行输卵管切除术者。故对于另一侧输卵管有损伤的、有生育要求的患者可考虑行输卵管切开取胚术，若切除输卵管则需要行辅助生殖技术受孕。

5. 持续性异位妊娠

接受输卵管保守手术后血清 hCG 水平升高，术后 1d 下降幅度＜ 50%，或术后 12d 未下降至术前值的 10% 以下，均可诊断为持续性异位妊娠。持续性异位妊娠在输卵管切开取胚术后发生率为 3.9% ~ 11.0%。建议接受输卵管切开取胚术的患者术后每周复查 1 次血清 hCG 直至正常非孕水平。如果顾虑异位妊娠物切除不完整，可考虑预防性肌注单剂量 MTX 治疗，可明显降低持续性异位妊娠发生率。导致持续性异位妊娠发生率增加的可能因素如下：术前高血清 hCG 水平、术前血清 hCG 水平快速上升、术前输卵管妊娠肿块过大。

第四节　自然流产

一、概述

妊娠未达到 28 周、胎儿体重不足 1 000 g 而终止者，称为流产。发生在妊娠 12 周前者，称为早期流产，发生在妊娠 12 周或之后者，称为晚期流产。流产分为自然流产和人工流产。

二、病因

胚胎因素：胚胎或胎儿染色体数目及结构异常是早期流产的主要原因。

母体因素：包括全身性疾病，生殖器官异常，内分泌异常，强烈应激与不良习惯，免疫功能异常。

父亲因素：有研究证实精子的染色体异常可以导致流产。

环境因素：过多接触放射线及毒物，均可能引起流产。

三、临床表现

流产的临床表现主要为停经后阴道出血和腹痛，各型流产的临床表现如表 1-1 所示。

表 1-1　各型流产的临床表现

流产类型	临床表现
先兆流产	有停经史，阴道出血量比月经量少，无妊娠物排出，随后出现阵发性下腹痛或腰背痛。宫颈口闭合，胎膜未破，子宫大小与停经周数相符。休息及治疗后症状消失，可继续妊娠。如阴道流血量增多或下腹痛加重，可发展为难免流产
难免流产	有停经史，多有先兆流产症状，阴道出血量增多，阴道流液（胎膜已破），腹痛加剧。宫颈口已扩张，有时见胚胎组织或羊膜囊堵塞宫颈口内，子宫大小与停经周数基本相符或略小
不全流产	有停经史，多有难免流产症状，部分妊娠物排出，部分残留于宫腔内或嵌顿于宫颈口处，或胎儿排出后胎盘滞留宫腔或嵌顿于宫颈，阴道出血量增多，甚至可发生失血性休克。宫颈口已扩张，宫颈口有妊娠物堵塞及持续性血液流出，子宫小于停经周数
完全流产	有停经史，多有难免流产症状，无腹痛，阴道出血逐渐停止，妊娠物完全排出，宫颈口闭合，子宫接近正常大小
稽留流产	是指胚胎或胎儿死亡滞留在宫腔内尚未自然排出。有停经史，早孕反应消失，曾有先兆流产症状，子宫不再增大反而缩小。若已到妊娠中期，孕妇腹部停止增大，胎动消失。宫颈口闭合，子宫小于孕周，未闻及胎心。容易发生凝血功能障碍。
流产合并感染	在流产过程中，出现宫腔感染，表现为下腹痛、白带恶臭、腹部压痛、发热及白细胞增多，严重者并发盆腔炎、腹膜炎、败血症及感染性休克
复发性流产	指同一性伴侣连续发生 3 次及 3 次以上的自然流产

四、诊断

超声检查可明确妊娠囊的位置、形态及有无胎心搏动，确定妊娠部位和胚胎是否存活。不全流产及稽留流产均可借助超声检查协助确诊。如稽留流产的诊断依据有：①妊娠囊直径≥ 25 mm 时无胚芽或卵黄囊。②冠 – 臀长≥ 7 mm 时胚胎无胎心搏动。③超声见妊娠囊但无卵黄囊，2 周后胚胎仍无胎心搏动。④超声见妊娠囊和卵黄囊，11 d 后胚胎仍不见胎心搏动。具备以上条件其中之一者即可诊断为稽留流产。

五、鉴别诊断

早期自然流产应与异位妊娠、葡萄胎、功能失调性子宫出血及子宫肌瘤等相鉴别。各型流产的鉴别诊断见表 1–2。

表 1–2 各型流产的鉴别诊断

类型	出血量	下腹痛	组织排出	宫颈口	子宫的大小
先兆流产	少	无或轻	无	闭合	与妊娠周数相符
难免难产	中→多	加剧	无	扩张	相符或略小
不全流产	少→多	减轻	部分排出	扩张或有组织物堵塞	小于妊娠周数
完全流产	少→无	无	全部排出	闭合	正常或略大

六、治疗

（一）先兆流产

适当休息，禁止性生活。黄体功能不全者可肌内注射孕酮 20 mg，每日一次，或口服孕激素制剂；甲状腺功能减退者可口服小剂量甲状腺片。若经治疗，阴道流血停止，超声检查提示胚胎存活，则继续妊娠；若临床症状加重，超声检查发现胚胎发育不良，血 hCG 持续不升或下降，应终止妊娠。

（二）难免流产

一旦确诊，应尽早使胚胎及胎盘组织完全排出，出血多或子宫收缩不良时，可用缩宫素 10 ~ 20 U 肌内注射或加于 5% 葡萄糖溶液 500 mL 中静脉滴注。

（三）不全流产

一旦确诊，立即行刮宫术或钳夹术，若患者出现休克，应同时输血、输液治疗，给予抗生素，预防感染。

（四）完全流产

如无感染可不做特殊处理，但需要定期复查血 hCG。

（五）稽留流产

检查血常规、血小板计数及凝血功能，做好输血准备。患者可先口服雌激素类药物

3 ~ 5 d，提高子宫肌对缩宫素的敏感性。或口服米非司酮 50 mg，每 24 h 1 次或 2 次，共服用 1 ~ 6 次，末次服用之后 12 h 口服米索前列醇 0.6 mg；小于 12 孕周者行刮宫术，大于 12 孕周者必要时可用前列腺素或羊膜腔内注射乳酸依沙吖啶引产。

（六）流产合并感染

治疗原则是在控制感染的同时尽快清除宫内残留物。若阴道出血不多，先给予广谱抗生素 2 ~ 3d，待感染控制后再行刮宫术。若阴道出血多，则静脉滴注抗生素及输血，同时用卵圆钳将宫腔内残留的大块组织夹出，使出血减少，切不可用刮匙全面搔刮宫腔，以免感染扩散。手术后继续应用广谱抗生素，待感染控制后再行彻底刮宫。若患者合并感染性休克，应积极进行抗休克治疗，待病情稳定后彻底刮宫。若患者有盆腔脓肿，应行手术引流，必要时切除子宫。

（七）复发性流产

染色体异常的夫妇，应于妊娠前进行遗传咨询，以确定是否可以妊娠；黏膜下肌瘤者应行宫腔镜下黏膜下肌瘤电切术；纵隔子宫、宫腔粘连者应行子宫纵隔切除术或宫腔粘连电切术；黄体功能不足者在孕早期给予孕酮 20 ~ 40 mg，一日一次，或口服地屈孕酮片 10 mg，8 h 一次，首次 40 mg，服用到妊娠 12 周可停药；甲状腺功能减退者可在孕前及整个孕期补充甲状腺素；抗磷脂抗体综合征患者怀孕后建议使用预防性剂量的肝素、低剂量的阿司匹林等；有血栓性疾病病史者更要考虑进行抗凝治疗，封闭抗体阴性者也需要进行抗凝治疗，在抗凝治疗过程中复查凝血功能。有 3 次及以上的妊娠中期自然流产史或早产史者，需考虑宫颈机能不全，一般建议于妊娠 12 ~ 14 周或孕前行预防性宫颈环扎术。若在妊娠中期排除临产及胎盘早剥的前提下，体格检查发现宫颈口已扩张，甚至羊膜囊已脱出宫颈外口，则在排除感染、宫缩及其他禁忌证后进行紧急宫颈环扎术。既往有晚期流产史或早产史的患者，本次妊娠为单胎，妊娠 24 周前超声检查宫颈长度 < 25 mm，可在超声引导下行宫颈环扎术。行宫颈环扎术后，妊娠达到 37 周及以上应拆除环扎的缝线。若妊娠前宫颈已经被全部或部分切除，或做过规范的预防性环扎术而失败，可考虑妊娠前或妊娠早期在腹腔镜下实施宫颈环扎术。

第五节　外阴色素减退性疾病

一、外阴慢性单纯性苔藓

外阴慢性单纯性苔藓属于 2006 年国际外阴阴道疾病研究学会（ISSVD）分类中的棘层

细胞增生型，旧称"外阴鳞状上皮增生"和"增生性营养不良"现已不再使用。该病的病理特点为表皮层角化过度或角化不全，棘层增厚，但上皮细胞排列整齐、无异型性。临床表现以外阴瘙痒为主要症状，确诊主要依靠组织学检查。主要的治疗手段为局部药物治疗结合物理治疗。

（一）病因

该病的病因不明，可分为原发性和继发性两种。前者又称为特发性，后者可继发于硬化性苔藓、扁平苔藓或其他外阴疾病，与慢性摩擦或搔抓刺激有关。有研究发现，病变可能与局部维 A 酸受体 α 含量减少有关。

（二）临床表现

（1）症状：主要症状为外阴瘙痒，患者多难耐受而搔抓，搔抓进一步加重皮损，形成所谓的"痒−抓"恶性循环。

（2）体征：病损常位于大阴唇、阴唇间沟、阴蒂包皮及阴唇后联合等处，可为孤立、多发或左右形态对称性病灶。病损早期皮肤为暗红色或粉红色，加重后则呈白色。后期则表现为皮肤增厚、色素沉着，皮肤纹理明显，呈苔藓样改变。可有抓痕、皲裂、溃疡等。

（三）辅助检查

根据患者症状及体征可以做出初步诊断，确诊主要依靠组织学检查。活检应在色素减退区、皲裂、溃疡、硬结、隆起或粗糙处进行，选择不同部位多点取材。活检前先用 1% 甲苯胺蓝溶液涂抹局部皮肤，干燥后用 1% 醋酸溶液擦洗脱色，在不脱色区活检。

（四）诊断标准

检查可见皮损呈红色或白色斑块状，或呈苔藓样改变。组织学形态缺乏特异性，主要表现为鳞状上皮表层细胞的角化过度或角化不全，棘层细胞增生，真皮浅层纤维化并伴有不等量炎症细胞浸润。上皮细胞排列整齐，极性保持，细胞的大小和核形态、染色均正常。

（五）鉴别诊断

该病应与白癜风、白化病、特异性外阴炎、外阴上皮内病变及癌等相鉴别。外阴病变边界清晰、表面光滑润泽、质地正常，无自觉症状者为白癜风。身体其他部位发现多处相同白色病变者，应考虑白化病。外阴皮肤增厚，发白或发红，伴有瘙痒且阴道分泌物增多，应首先排除假丝酵母菌病、滴虫性阴道炎等，分泌物中查见病原体，炎症治愈后白色区域逐渐消失者，应考虑特异性外阴炎。外阴皮肤出现对称性发红、增厚，伴有严重瘙痒，但无分泌物增多者，可能为糖尿病所致的外阴炎。若伴有长期不愈的溃疡，应尽早活检送病理学检查以排除外阴癌。

（六）治疗

1. 一般治疗

保持局部皮肤清洁干燥，不食辛辣、致敏食物。不用刺激性药物或肥皂清洗外阴，忌穿不透气的化纤内裤。对瘙痒症状明显以致紧张、失眠者，可加用镇静、抗过敏药物。

2. 局部药物治疗

局部应用糖皮质激素类药物控制瘙痒症状，可选用 0.025% 氟轻松软膏、0.01% 曲安奈德软膏，涂搽病变部位，每日 3~4 次。长期使用糖皮质激素类药物可使局部皮肤萎缩，故当瘙痒症状缓解后，应停用高效糖皮质激素类药物，改用 1%~2% 氢化可的松软膏，每日 1~2 次，维持治疗 6 周。局部用药前可先用温水坐浴，每日 2~3 次，每次 10~15 min，可使皮肤软化，促进药物吸收，缓解瘙痒症状。症状控制后，增厚的皮肤仍需较长时间才能恢复正常。

3. 物理治疗

局部物理治疗是通过去除局部异常上皮组织和破坏真皮层神经末梢，阻断"痒-抓"恶性循环的方法，适用于症状严重或药物治疗无效者。常用方法：①聚焦超声治疗。② CO_2 激光或氦氖激光治疗。③其他，如波姆光、液氮冷冻治疗等。聚焦超声治疗的长期疗效及优化参数有待进一步观察研究。激光治疗有破坏性小，愈合后瘢痕组织较少的优点，但治疗后疾病远期复发率仍与手术治疗后相当。

4. 外阴局部注射治疗

采取药物局部注射治疗，效果良好。

5. 手术治疗

该病的恶变率很低，手术治疗会影响外观及局部功能，且有远期复发可能，故一般不采用手术治疗。手术治疗仅适用于：①反复药物治疗、物理治疗无效者。②出现不典型增生或有恶变可能者。

二、外阴硬化性苔藓

外阴硬化性苔藓以外阴、肛周皮肤变薄、色素减退而出现白色病变为主要特征，属于 2006 年 ISSVD 分类中的苔藓样型或硬化型亚型。

该病的主要病理特点为表皮萎缩、过度角化及黑色素细胞减少，造成外阴皮肤苍白伴皱缩。临床表现以外阴瘙痒及烧灼感为主要症状，确诊主要依靠组织学检查。主要的治疗手段为局部药物治疗配合物理治疗，多数患者治疗有效但不能治愈，需反复治疗。

（一）病因学

病因不明，可能相关的因素如下：①自身免疫，约 21% 患者合并自身免疫性疾病。②感染。③遗传，据报道，一些患者有家族史，但尚未发现特异性基因。④性激素缺乏，有患者血清二氢睾酮及雄烯二酮水平低于正常，临床上睾酮类药物治疗有效。

（二）临床表现

1. 症状

主要症状为病损区瘙痒、性交痛及外阴烧灼感，程度较外阴慢性单纯性苔藓患者轻，晚期可出现性交困难。幼女患者瘙痒症状多不明显，可在排尿或排便后感外阴或肛周不适。

2. 体征

病损区常位于大阴唇、小阴唇、阴蒂包皮、阴唇后联合及肛周，多呈对称性。一般不累及阴道黏膜。早期皮肤红肿，出现粉红色、象牙白色或有光泽的多角形小丘疹，丘疹融合成片后呈紫癜状；若病变发展，出现外阴萎缩，表现为大阴唇变薄，小阴唇变小甚至消失，阴蒂萎缩而其包皮过长；皮肤变白、发亮、皱缩、弹性差，常伴有皲裂及脱皮，病变通常对称，并可累及会阴及肛周而呈蝴蝶状。晚期病变皮肤菲薄、皱缩似卷烟纸或羊皮纸，阴道口挛缩、狭窄。由于幼女过度角化病变不似成年人明显，检查见局部皮肤呈珠黄色或与色素沉着点相间形成花斑样病损，若为外阴及肛周病变，可出现锁孔状或环状白色病损。多数患者的病变在青春期可自行消失。

（三）辅助检查

根据患者症状及体征可以做出初步诊断，确诊主要依靠组织学检查。活检应在皲裂、溃疡、挛缩处进行。

（四）诊断标准

检查皮损呈白色。镜下可见表皮变薄、过度角化及黑色素细胞减少；真皮浅层早期水肿，后期胶原纤维化形成均质化带，其下伴有带状淋巴细胞浸润；基底层细胞水肿，黑色素细胞减少。少数病例伴有炎症和溃疡。2%～5%的病例有恶变可能，主要为非 HPV 相关鳞癌。

（五）鉴别诊断

该病应与白癜风、白化病、老年生理性萎缩相鉴别。

（六）治疗

1. 局部药物治疗

局部药物治疗的有效率约为80%，多数患者只能改善症状而不能痊愈，且需要长期用药。常用药物如下：①丙酸睾酮，有促进蛋白质合成的作用，能促使萎缩的皮肤恢复正常。2%丙酸睾酮油膏或霜，初起每日涂抹2～4次，连用3～4周改为每日1～2次，再连用3周，然后应用维持量，每日1次或每2d 1次。根据治疗反应及症状持续情况决定用药次数及时间。治疗期间密切观察其不良反应，一旦出现男性化征象或疗效欠佳时应停药，改用其他药物。瘙痒症状较重者，也可与1%或2.5%氢化可的松软膏混合涂抹，症状缓解后可逐渐减量至停用氢化可的松软膏。②孕酮，0.5%孕酮油膏，每日涂抹3次。③糖皮质激素类，可先用0.05%氯倍他索软膏，最初1个月内每日2次，继而每日1次，连用2个月，最后每周2次，连用3个月，共计6个月。凡瘙痒顽固、表面用药无效者，可将5 mg曲安奈德混悬液用2 mL生理盐水稀释后皮下注射。④免疫治疗，免疫抑制剂可通过刺激皮肤局部产生免疫因子而发挥作用，如局部炎症细胞因子抑制剂（吡美莫司）、T细胞选择性抑制剂（他克莫司）等。

幼女的外阴硬化性苔藓至青春期有可能自愈，一般不采用丙酸睾酮油膏治疗，以免出现男性化征象。局部涂1%氢化可的松软膏或0.5%孕酮油膏，症状多能缓解，但应定时长期随访。

2. 全身药物治疗

阿维A为一种类似维A酸的芳香族合成物质，有维持上皮和黏膜正常功能和结构的作用，可用于治疗严重的外阴硬化性苔藓。用法为口服20～30 mg/d。另可口服多种维生素。精神紧张、瘙痒症状明显伴失眠者，口服镇静、抗过敏药物。

3. 手术治疗

病情严重或药物治疗无效者，可行表浅外阴切除手术，但手术切除后复发率高。

三、其他外阴色素减退性疾病

（一）扁平苔藓

扁平苔藓属于2006年ISSVD分类中的苔藓样型，为细胞免疫异常介导的皮肤病损，可合并艾滋病、恶性肿瘤、肝硬化、消化性溃疡、乙型病毒性肝炎、丙型病毒性肝炎、溃疡性结肠炎等。常见于40岁以上女性，主要症状为外阴瘙痒，有烧灼感，部分病例无症状。病损外观高度可变，可表现为网格状丘疹到侵蚀性脱屑，常出现在外阴和阴道。病变后期，可以出现小阴唇和阴蒂包皮的粘连、色素沉着、阴道口狭窄。确诊主要依靠组织学检查。局部应用糖皮质激素，症状缓解率可达94%。口服环孢素也有一定的缓解作用。

（二）贝赫切特病

贝赫切特病又称口-眼-生殖器综合征，属于2006年ISSVD分类中的脉管源性病损类型。该病以反复发作的口腔黏膜溃疡、外阴溃疡、眼炎或其他皮肤损害为主要特征，可伴有心血管系统、关节甚至中枢神经系统损害。病因不清，基本病理改变为多系统性血管炎。临床上多见于20～40岁女性，先出现口腔溃疡，再出现外阴溃疡，最后出现眼部病变。溃疡为单个或多个，边界清楚，溃疡愈合后可形成瘢痕。溃疡初发时局部疼痛显著，急性期可有发热、乏力、头痛等全身症状。眼部病变最初表现为结膜炎、视网膜炎，晚期可出现眼前房积脓，最后可发生视神经萎缩，甚至失明。

该病患者具备两个主要症状或伴有其他系统症状，并且反复发作，据此可作出诊断。皮肤穿刺试验阳性有助于确诊。急性期内，白细胞中度增多，红细胞沉降率加快，但溃疡局部病理学检查无特异性。治疗主要是对症处理。若溃疡疼痛剧烈，可给予镇静剂或局部麻醉剂止痛。急性期内，给予糖皮质激素可促进溃疡愈合，若为预防复发，可给予小剂量长期应用。

（三）外阴白癜风

外阴白癜风是黑色素细胞被破坏所引起的疾病。病因不明，可能与自身免疫有关。患者外阴出现大小不等、形态不一、单发或多发的白色斑片区，外阴白色区周围皮肤往往有色素沉着，故界限分明。病变区皮肤光滑润泽，弹性正常。除外阴外，身体其他部位也可伴发白癜风。患者一般无不适。故除伴发皮炎应按炎症处理外，通常不需治疗。

（四）继发性外阴色素减退性疾病

继发性外阴色素减退性疾病伴发于各种慢性外阴病变，包括糖尿病所致的外阴炎、外阴阴道假丝酵母菌病、外阴擦伤、外阴尖锐湿疣等。患者多有局部瘙痒、灼热甚至疼痛等自觉症状，检查可见外阴表皮过度角化，角化表皮常脱屑而呈白色，临床上常被误诊为外阴慢性单纯性苔藓。通常在原发疾病治愈后，白色区随之消失。若在表皮脱屑区涂以油脂，白色也可减退，据此可鉴别诊断。治疗应针对原发疾病进行治疗。此外，还应注意个人卫生，经常保持外阴干燥、清洁。不宜常用肥皂、清洁剂、药物擦洗外阴。

第二章　眼科常见疾病诊断与治疗

第一节　青光眼

一、青光眼与眼压

具有足以引起视盘凹陷、视神经萎缩和视野缺损的病理性高眼压的疾病，称为青光眼。高眼压、视神经萎缩和视盘凹陷、视野缺损以及视力下降是青光眼的主要特征。

眼球内容物作用于眼球壁的压力即称为眼压；不引起视神经损害、维持正常视功能的眼压称为正常眼压。我国正常人眼压值是 10 ~ 21 mmHg。[①]

影响眼压的主要因素是房水生成量及房水排出量，二者处于动态平衡状态，是保持正常眼压的重要因素。如果这种动态平衡失调，将出现病理性眼压。

二、青光眼的检查

青光眼的检查主要有以下方式：①前房深度检查。②前房角形态检查。③眼压检查等。④视野检查等。

（一）前房深度检查

前房深度为角膜中心后面与瞳孔缘部虹膜表面间的距离，正常前房深度为 2.5 ~ 3 mm。

1. 手电筒照射估计法

将手电筒光在外眦处与虹膜平行方向照向内眦，如鼻侧虹膜全被照亮，为深前房；如鼻侧虹膜仅被照亮 1 mm 或更少，则为浅前房。

2.van Herick 法

van Herick 方法用于前房、深度检查时，将裂隙灯光带调到最亮、最窄，方向与裂隙灯视轴的夹角为 45° ~ 60°，于 6 点钟角膜缘处作窄光带光学切面，估计最周边前房深度与角膜厚度的比值，可分为 4 级：< 1/4、=1/4、1/4 ~ 1/2、> 1/2。

（二）前房角形态检查

前房角是由角膜、巩膜缘内面与睫状体和虹膜所形成的夹角，在前房角镜下由前向后

---

① 1 mmHg ≈ 0.133 kPa.

依次有如下重要结构：①Schwalbe 线，为一灰白色略凸起的细线，位于角膜后弹力膜的终端。②小梁网，从 Schwalbe 线向后方延伸到巩膜突的组织，宽约 0.5 mm，因网上沉积的色素量不一致而呈浅褐色，后 2/3 为小梁的滤过功能部分，Schlemm 管位于其内，在房角镜对眼球加压时，可见 Schlemm 管被倒流的血液充盈。③巩膜突，紧接于小梁之后一条细而突出的白线。④睫状体带，为棕黑色带，位于巩膜突与虹膜根部之间。⑤虹膜末卷，虹膜的最周边处，构成房角后壁。

按 Scheie 分类法，根据所见到的房角结构范围分为以下内容。

宽角（W）：静态能看到所有的房角结构。

窄角（N）：分为 I ~ IV 级

窄角 I（N_1）：静态下仅能看见部分睫状体带。

窄角 II（N_2）：静态下仅能看见巩膜突。

窄角 III（N_3）：静态下看不见小梁网的后半部。

窄角 IV（N_4）：静态下仅见 Schwalbe 线，但光带错开。

N_3 和 N_4 是发生闭角型青光眼的高危因素。

（三）眼压检查

1. 眼压检查常用方法

（1）指触眼压测量法

用于不允许用眼压计测量者或无法使用眼压计测量者（如圆锥角膜），仅需粗略了解眼压者以及对表面麻醉剂过敏者。

令患者双眼向下看，检查者以双手示指尖放在被检眼上眼睑睑板上缘处，通过眼睑双手示指尖交替轻力触压眼球、触压、放松，反复多次，以手指感受到的眼球搏动感来估测眼压的高低。

眼压正常记录为 T_n，如眼压轻、中、重不同程度升高，分别记录 T_{+1}、T_{+2}、T_{+3}，若眼压轻、中、重不同程度下降，则分别记录为 T_{-1}、T_{-2}、T_{-3}。

（2）Schiötz 眼压计测压法

除外眼急性炎症、眼穿孔伤及角膜表面不平整外，适用于一切需测眼压者。

检查前持眼压计将脚板平放在眼压计盒中的测试盘，调整指针归于零位，并用 75% 乙醇溶液消毒眼压计的脚板，用棉球擦干后备用。

患者平卧于检查床上，结膜囊内滴 0.5% 丁卡因滴眼液 1 ~ 2 次。令患者注视正上方目标（通常以患者自己举起的手指为调试目标），使角膜处于水平位置。检查者左手示指和拇指轻轻分开被检眼的眼睑并固定在上、下眶缘上，右手持眼压计取垂直位，将脚板搁置于角膜中央，眼压计整个重量落在角膜上，可见压针移动不受阻碍，指针随眼球搏动而波动，读出指针所指的刻度。如刻度 ≤ 3，移动眼压计，换上 7.5 g 或 10 g 砝码，重新测眼压

1次，记下刻度。

查 Schiötz 眼压值换算表，得出眼压数值，如用了两种不同重量的砝码测压，应查压力与眼球壁硬度表。使用后从压针上取下砝码，压针管柱的腔壁及压针用蒸馏水冲洗，脱脂棉擦干，重新装好备用。

（3）压平式眼压计测量法

以 Goldmann 压平眼压计最为常用。当测压头压平角膜产生 3.06 mm 直径的压平面时，刻度静止所显示的压力数值即为测量的眼压数值。由于这种方法几乎不引起房水移位，测出的眼压数值和静止时相比无显著差异，是目前公认的较准确的眼压测量法。

（4）非接触性眼压计测量法

测量时眼压计不直接接触角膜，仪器内气流脉冲吹向使 3.6 mm 直径的角膜变平，以压平所需的时间得知眼压值。压力的增加与时间呈线性关系，由压力监视系统及时确定角膜压平的出现，再经过一特殊用途数字的计算机和综合以上的活动处理数据，最后显示出眼压的数值。

2. 测量 24 h 眼压

一天 24 h 内，人的眼压都是有波动的，大多数人的眼压清晨起床前最高，起床活动后逐渐降低。眼压日差（高低间差距）应在 5 mmHg 以内，如 > 8 mmHg，为病理范围。青光眼患者日差常 > 8 mmHg。特别是在青光眼早期，眼压不是持续升高，而日差的变化常在病理范围，因而 24 h 测眼压有助于查出眼压高峰值，常用于慢性青光眼的诊断。另外，可以根据一天中眼压的峰值，决定和调整青光眼患者的用药时间和次数，并了解用药后眼压是否能控制到正常范围。

一般用 Schiötz 眼压计测量眼压。每 4 h 测量 1 次眼压，最重要的是清晨起床时的眼压值。全国青光眼学组规定 24 h 眼压测定的时间为上午 5：00、7：00、10：00，下午 2：00、6：00，晚上 10：00。

3. 眼压电子描记

（1）眼压电子描记的作用

①辅助青光眼诊断。②有助于正常眼压性青光眼与缺血性视盘病的监测。③诊断分泌过多性青光眼。④决定青光眼的手术方式。

（2）电眼压描记的检查方法

患者平卧于检查床上，被检者眼睛滴入 0.5% 丁卡因滴眼液 2 次。被检眼上开睑器，眼向正上方注视目标。打开描记开关。按照 Schiötz 眼压计测量眼压的方法将测压头放在角膜上，记录 P_0，开始计时，直到 4 min。在此期间，被检者的眼及检查者的手均应尽量不动，保持平稳。4 min 后记下 P_t，撤除测压头，关掉描记开关。休息 15 min 后可测另一眼。

（3）眼压描记数据的正常及病理范围

房水流畅系数（C）：正常值为 0.19 ~ 0.65 μL/（min·mmHg）]，病理值为 ≤ 0.12 μL/（min·mmHg）]。

房水流量（F）（μL/min）：正常值为 1.84 ± 0.05μL/min。

压畅比（P/C）：正常值 ≤ 100，病理值 ≥ 120。

（4）眼压描记的临床意义

①提供房水流畅度的临床数据，但有其局限性。②作为青光眼手术方式选择的依据之一，如闭角型青光眼药物治疗后，眼压正常，前房角开放达 2/3 以上，C 值 ≥ 0.18，可做激光虹膜切除术或周边虹膜切除术。③作为青光眼预后的指标之一，如 P_0/C 是估计开角型青光眼预后的较好指标。如能保持 $P_0/C < 100$，治愈率可达 90%；$P_0/C > 100$，治愈率则大大降低。④可作为青光眼发病机制探讨的一种方法，以及用于药物作用机制的研究，有一定的临床价值。

（四）视野检查

1. 动态视野检查法

动态视野检查法主要包括：①面对面视野检查法，这是一种简单易行、粗略估计视野的方法，检查者的视野必须正常才能进行。②弓形视野检查法，主要检查受检眼的周边视野。③ Goldmann 视野计检查法，Goldmann 视野计是半球状投影视野计，其弧度半径为 30 cm，视标大小及亮度均可调，检查结果比较准确。④平面视野屏检查法，用于检查中央 30° 视野，能发现中央 30° 范围内近 90% 的各种视野缺损。

2. 静态视野检查法

静态视野检查法主要包括：①半自动的 Goldmann 视野计。②全自动视野计，本法灵敏度高，能早期发现视野改变，有定量的指标，有利于随访视野的变化，提高早期青光眼视野检出率，指导青光眼的诊断与治疗。

三、青光眼激发试验

（一）青光眼激发试验的分类

对可疑青光眼的患者，针对不同类型青光眼的发病机制，用人为的方法激发其眼压升高称为青光眼激发试验，其是青光眼早期诊断和排除青光眼的重要检查方法。

检查前应先测眼压及 24 h 眼压，观察房角，并根据房角情况采取合适的激发试验。

闭角型青光眼：暗室试验，俯卧试验，暗室加俯卧试验，读书试验及散瞳试验（应酌情考虑）。

开角型青光眼：葡萄糖静脉注射试验，压迫试验，皮质类固醇反应。

其中以暗室试验、暗室加俯卧试验、饮水试验常用。

（二）青光眼激发试验的临床意义

暗室试验：①正常值，试验前后眼压相差 ≤ 5 mmHg。②病理值，相差 ≥ 8 mmHg，提示闭角型青光眼（+）。

暗室加俯卧试验：病理值，试验前后眼压相差 ≥ 8 mmHg，提示闭角型青光眼（+）。

饮水试验：①正常值，饮水前后相差 ≤ 5 mmHg。②病理值 ≥ 8 mmHg，提示开角型青光眼（+）。

散瞳试验：病理值，试验前后眼压相差 > 9 mmHg，提示开角型青光眼（+）。

四、青光眼分类

根据房角的形态、发病原因及发病年龄分为以下几种类型。

原发性青光眼：①开角型青光眼，包括原发性开角型青光眼和正常眼压性青光眼。②闭角型青光眼，包括急性闭角型青光眼和慢性闭角型青光眼。

继发性青光眼：由其他眼病或全身疾病引起。

混合型青光眼：同时具有两种以上类型的青光眼。

先天性青光眼：①婴幼儿型青光眼。②青少年型青光眼。③先天性青光眼合并其他先天异常。

五、原发性开角型青光眼

（一）特点

原发性开角型青光眼又称为慢性单纯性青光眼，其特点是眼压升高，而房角是开放的，房水外流受阻与小梁网或 Schlemm 管病变有关，发病的确切原因尚不十分明确，据认为与遗传、年龄、种族、血管及神经疾病等多种因素有关。

（二）临床表现

1. 症状

早期多无自觉症状，当病情发展到一定程度，眼压升高时才会有轻度眼胀、视疲劳和头痛，早期中心视力多不受影响，但视野渐缩小，晚期当视野缩窄至管状时，则出现夜盲及行动不便症状，有些患者晚期出现虹视或视物模糊，最后出现视力完全丧失。

2. 眼压

特点为总体眼压水平升高，且波动幅度较大，多在清晨起床前眼压高，活动后眼压在正常范围内，因此须做 24 h 眼压测定。

开角型青光眼房水流畅系数下降，且常出现在明显眼压升高以前，但单纯的 C 值测定诊断价值有限，其意义在于提示做进一步检查确诊。

3. 眼底

①视盘生理凹陷进行性扩大和加深，杯盘比值（视杯直径与视盘直径，即 C/D 值）＞ 0.6，两侧 C/D 差值＞ 0.2。②盘沿呈同心性变窄，出现切迹，多发生在视野缺损之前。③视盘上或盘周浅表线状出血。④视神经纤维层缺损，正常视网膜神经纤维层在视盘周围呈灰白色，均可见细致的放射状条纹，于视盘附近者最厚。青光眼患者早期在视野缺损之前即可发现有视网膜神经纤维层萎缩，通过检眼镜检查、无赤光眼底照相后立体镜下观察或电子计算机眼底图像分析仪可见局限性缺损或弥漫性缺损。

4. 视功能

视野缺损，是青光眼特征性的改变。早期改变：①旁中心暗点在 5°～25° 范围。②弓形暗点，呈典型的神经纤维束型视野缺损，暗点从生理盲点开始，围绕注视中心呈弓形，达鼻侧水平线上。③鼻侧阶梯表现为一条或多条等视线在鼻侧水平子午线处上下错位，形成鼻侧水平子午线处的阶梯状视野缺损。④扇形视野缺损和周边视野缺损。

进展期：弓形暗点增高并加宽，与周边缺损相连，先形成鼻上侧视野缺损，继之扩展到鼻下方，形成全鼻侧视野缺损，之后从周边各方向逐渐向中心收缩。

晚期改变：视野大部分丧失，仅存 5°～10° 中心管状视野和颞侧视岛。

5. 房角

宽角或窄角，但眼压高时均开放。

视功能的其他改变，青光眼患者可出现视觉对比敏感度下降，色觉障碍及视觉电生理异常改变。

（三）诊断标准

①眼压升高。②视盘损害及视网膜神经纤维层缺损。③视野缺损。以上三项阳性或其中两项强阳性且房角开放，即可诊断为开角型青光眼。

（四）鉴别诊断

本病应注意与高眼压症、正常眼压性青光眼、慢性闭角型青光眼。缺血性视神经病变等相鉴别。

高眼压症：眼压高于正常，但经多年观察无青光眼性视盘损害及视功能改变者，称为高眼压症。特点为，仅有眼压高，视盘及视神经纤维层正常，视野正常。

正常眼压性青光眼：眼压正常，但有青光眼性视盘损害与视野缺损。

慢性闭角型青光眼：可见房角狭窄或可见到周边虹膜前粘连，眼压升高时，房角关闭。

缺血性视神经病变：眼压正常，C 值正常，视野有改变，与生理盲点相连的视野缺损，有时呈水平偏盲或垂直偏盲。

（五）治疗

本病以药物治疗为主，当药物不能控制眼压或视盘、视野损害有继续进展时，应考虑激光及手术治疗。

药物治疗的主要目的是把眼压控制在一个能持续保持视功能的水平。控制眼压水平可根据病情状况所决定，并以病眼能耐受、视野无继续缺损、青光眼视盘凹陷无扩大的眼压作为治疗目的。

β-肾上腺素受体阻滞剂：常用 0.5% 噻吗洛尔滴眼液，其降压机制为抑制房水生成，降低眼压，不影响瞳孔大小及调节功能。作用时间长，可维持降压时间 24 h，每日滴 1~2次，有心脏房室传导阻滞、房结病变、支气管哮喘者忌用。另外，还有盐酸卡替洛尔滴眼液、盐酸倍他洛尔滴眼液、盐酸左布诺洛尔滴眼液可供选择。

拟肾上腺素药：可增加房水排出，常用 1%~2% 肾上腺素或 0.1% 盐酸地匹福林滴眼液，每日 1~2 次。本药的优点是不引起瞳孔缩小和睫状肌痉挛，对于年轻人及有核性白内障者更为适宜。常见的局部不良反应是反应性结膜充血及滤泡性结膜炎，少数可见结膜及角膜色素沉着。

缩瞳药：如毛果芸香碱，为常用短效药，其降压机制为刺激睫状肌收缩，牵引巩膜突和小梁网，使小梁网形态改变，增加房水排出。常用浓度为 1%~4%，每日 3~4 次。滴眼后 10~30 min 开始缩瞳，75 min 左右达到最大作用、最良好的治疗结果，可维持 4~8 h，但降压作用可持续 24 h。

碳酸酐酶抑制药：该药可减少房水生成，常用药为乙酰唑胺，服药后 60~90 min 眼压开始下降，3~5 h 降至药物最低点，8~12 h 恢复至治疗前眼压水平。一般首次剂量为 500 mg。以后每次 250 mg。此类药物易产生全身不良反应，如尿路结石等。

对于开角型青光眼，一般先用 β-肾上腺能受体阻滞剂，如不能控制眼压可联合用药，但一般只选择两种降压机制不同的药物。

氩激光小梁成形术：一般可使眼压下降 6~10 mmHg，但有些患者会反复。仍需继续联合使用药物治疗，但不适用于眼压过高者。

手术治疗：一般采用滤过性手术，以小梁切除术为最常用的手术方式。

六、正常眼压性青光眼

（一）特点

正常眼压性青光眼是指眼压在正常范围内，而出现典型青光眼视神经萎缩和视野损害者。发病机制包括以下内容。

1.血管因素

研究发现该病与视盘缺血有密切关系，常见于：①全身或局部小血管病变，致供血视盘的某些小血管阻塞，使视盘缺血而出现视神经纤维萎缩和视野缺损。②大出血，使眼动脉压降低，视盘血流灌注不足而导致缺血。③血液流变学方面的异常，如血液黏稠度增高等，使血管易于形成血栓而发生视盘缺血。

2. 局部解剖因素

如筛板的解剖结构存在某些异常，使筛板组织异常脆弱，对眼压的抵抗力低，即使在正常眼压下也发生筛板凹陷，以及相应的视神经纤维损害。

（二）临床表现

1. 症状

早期多无任何症状，中晚期可出现视力下降。

2. 眼压

①平均眼压高于正常人的平均眼压。②部分患者 24 h 眼压波动差值＞ 5 mmHg。③体位对眼压的影响，正常人仰卧位测得的眼压比坐位高，差值＜ 6 mmHg，而本病患者的差值较大，＞ 6 mmHg。④部分患者眼压升高转变为原发性开角型青光眼。

3. 视盘改变

与原发性开角型青光眼相似，视盘片状出血较原发性开角型青光眼常见。

4. 屈光状态

近视发病率高于正常人。

5. 全身情况

低血压者发病率较高，另外有心脑血管疾病、偏头痛、血凝及纤溶系统异常者较多。

（三）诊断和治疗

诊断：①房角开放；②未经治疗的患者自然眼压＜ 21 mmHg；③有与原发性开角型青光眼相同的视盘改变、神经纤维束损伤及视野缺损，在排除了引起视盘萎缩凹陷和视野缺损的其他疾病后，即可确诊。

治疗：无进行性视野损害和生理性扩大的正常眼压的青光眼无须治疗，若出现进行性青光眼性损害的患者，可按原发性开角型青光眼的治疗方法处理。

七、高眼压症

（一）特点

高眼压症是指双眼眼压经多次测量，其数值均在正常眼压的上限（21 mmHg）或以上，房角开放，经多年自然发展，不引起青光眼视盘改变或视野损害的一种临床现象。其发病率约为 6%，女性多见于男性。

（二）治疗

对高眼压症的治疗意见不一，多主张采取以下方法。

若眼压 ≤ 30 mmHg，不予治疗，应定期随访，密切观察。

高眼压者若伴有以下危险因素时，应给予药物治疗，如：①眼压 > 30 mmHg；②有青光眼家族史；③高度近视；④单眼已无视力；⑤有心血管功能不全及糖尿病病史；⑥有视盘出血；⑦曾有视网膜血管阻塞；⑧长期服用皮质类固醇者。

治疗可选用 β- 受体阻滞剂、拟肾上腺素药、缩瞳药等。

定期检查眼压和眼底，每年视野检查 1 ~ 2 次。

八、急性闭角型青光眼

（一）病因

解剖因素有①眼轴较短；②小角膜；③前房浅，房角狭窄；④晶状体较厚，相对位置靠前。血管神经因素为血管舒缩功能失调，使睫状体水肿前移而阻塞房角，以及房水分泌过多导致后房压力增高，使周边虹膜前移而阻塞房角。暗室停留过长、过度疲劳、情绪波动、精神刺激等可导致瞳孔散大，尤其是中度散大周边虹膜阻塞前房角，阻止房水排出而引起眼压升高。有些窄房角患者用强缩瞳药后，尤其是胆碱酯酶抑制药，会产生瞳孔阻滞，而诱发青光眼。

（二）临床分期

1. 临床前期

一眼已发生典型的闭角型青光眼，另一眼为窄房角者。患者有闭角型青光眼家族史合并浅前房、窄房角，暗室或暗室俯卧试验阳性者。

2. 先兆期

常于过度疲劳或情绪波动后出现一过性或反复多次的小发作症状，如一时性虹视、轻度眼胀、视力减退等，眼部检查可见轻度睫状充血、角膜轻度水肿、前房略浅、瞳孔轻度散大、房角大范围关闭、眼压升高常于 40 mmHg 以上，经休息可自行缓解消失。间隔一段时间遇到诱因可再次发作，症状可逐渐加重而至急性发作期。

3. 急性发作期

主要表现为：①视力减退，可降至眼前指数或仅存光感。②疼痛，可出现眼部剧烈疼痛，伴同侧偏头痛及恶心、呕吐症状。③眼压突然升高，多 > 50 mmHg。④结膜混合性充血，有时可出现结膜轻度水肿。⑤角膜水肿，当眼压升高 > 40 mmHg 可出现角膜雾状混浊，知觉减退。⑥瞳孔中度散大，呈垂直椭圆形，光反射消失。⑦房水闪光等，由于静脉充血，血管中的一些蛋白渗入房水而出现房水闪辉。⑧房角闭塞，为本病重要体征之一。

⑨虹膜节段性萎缩，因高眼压下，虹膜动脉发生局部循环障碍缺血而引起。⑩角膜后色素性沉着物。⑪晶状体改变——青光眼斑，即晶状体前囊下出现灰白色点状、条状、斑块状混浊。后三项被称为青光眼三联征，为青光眼急性发作后的标志。

另外还有其他表现，患者于急性发作时，常伴有一些全身症状，如轻度发热、寒战、恶心、呕吐、腹泻（或便秘）、精神不振、食欲欠佳等，应注意鉴别，避免误诊。

4. 间歇期

指小发作经药物治疗后症状缓解，房角重新开放或大部分开放，不用药物或用少量的缩瞳药，眼压即可恢复正常。自觉症状消失，眼底视野在正常范围，暗室或暗室俯卧试验阳性。

5. 慢性期

急性大发作或反复小发作后，因房角广泛粘连，甚至关闭，眼压持续增高，引起视功能逐渐减退，眼底 C/D 值扩大，出现与开角型青光眼相似的视野改变及眼底改变。

6. 绝对期

慢性期或急性发作期未经治疗或治疗无效，高眼压持续过久，导致视神经严重损害，最后完全失明，因患者已耐受高眼压，自觉症状常不明显，仅有眼胀、头痛。个别患者因眼压过高或出现角膜并发症而发生剧烈疼痛。

（三）鉴别诊断

1. 虹膜睫状体炎

角膜透明、角膜后沉着物为灰白色，前房深度正常房水，闪辉（+），瞳孔缩小，虹膜后粘连，用散瞳药散瞳后瞳孔呈花瓣状，眼压正常或有轻度升高。

2. 青光眼睫状体炎综合征

前房正常，房角开放，睫状充血轻微，角膜上皮水肿，角膜后沉着物为半透明、粗大的颗粒，数目可数，房水无明显混浊，瞳孔轻度散大，光反射存在，眼压中等升高。

3. 胃肠道疾病及颅脑疾病

因急性青光眼发作时常有明显恶心、呕吐及头痛等全身症状，易被误诊为急性胃肠炎或颅内压增高，应详细检查眼部情况，可避免误诊。

（四）治疗

1. 临床前期、先兆期

行激光虹膜切开术或周边虹膜成形术，以保持前后房沟通，解除瞳孔阻滞。

2. 急性发作期

（1）缩瞳药

目的为开放房角，常用 1% 毛果芸香碱滴眼液，开始 5 min/ 次，共滴 3 次，然后每隔

30 min 一次，共计 4 次，后改为每小时一次，瞳孔括约肌未受损者，一般用药后 3~4 h 瞳孔明显缩小，以后每日 4 次。

（2）高渗剂

增高血浆渗透压，使玻璃体脱水，以减少眼内容量，以降低眼压，并使晶状体虹膜隔后退，前房加深。常用 20% 甘露醇溶液 1~2 g/kg 静脉滴注，30~60 min 滴完，1~2 h 眼压降至最低，4~6 h 恢复至治疗前水平，也可口服 50% 甘油 2~3 mL/kg，降压范围于 10~65 mmHg 的有效时间为 3~6 h，糖尿病患者禁用。

（3）碳酸酐酶抑制药

可减少房水生成，降低眼压。常用乙酰唑胺，首次 500 mg 配以碳酸氢钠片，以减少乙酰唑胺的不良反应，以后药量根据病情酌减。

（4）其他

镇静、止痛。

通过上述治疗，眼压降至正常，房角有 1/2 以上范围开放，可行周边虹膜切除术（激光或手术），若眼压已正常，但房角关闭 1/2 以上范围者，待虹膜炎症反应消退后行小梁切除术；如果眼压不能降低，为减少视神经受损，保护视功能也应在高眼压状态下及时行手术治疗。可在术中缓慢放出房水或玻璃体放液，以降低眼压，减少手术并发症。

2. 慢性期

行小梁切除术。

3. 绝对期

无症状者不需治疗，有剧痛者可行睫状体冷凝术。

九、慢性闭角型青光眼

（一）临床表现

1. 早期

早期主要表现为：①有反复发作的病史，发作时出现眼部不适、虹视、视物模糊伴头痛，情绪紧张、过度疲劳、失眠等常为其诱因。②眼压偏高，但无结膜混合性充血。③房角较狭窄，当瞳孔阻滞时，部分房角闭塞，一般不超过 1/2 圆周。

2. 进展期

进展期主要表现为：①发作次数频繁，间隔时间短，缓解时间长。②出现视盘凹陷扩大及青光眼性视野缺损。③房角粘连范围增大，房角闭塞常在 1/2 圆周以上。

3. 晚期

晚期主要表现为：①患者主诉视力障碍，虹视伴头昏、眼胀。②持续性高眼压。③房水流畅系数（C）≤ 0.12μL/（min·mmHg）。④房角大部分闭塞。⑤眼底见视盘苍白及青光眼杯状凹陷。⑥视野为管状或颞侧视岛。

（二）治疗

1. 早期

行激光虹膜切开术或周边虹膜切除术。

手术选择标准：①于停用各种降眼压药 48 h 后。②房角功能性小梁 1/2 以上开放。③房水流畅系数在 0.19 μL/（min·mmHg）以上。④ 24 h 眼压差值在正常范围。⑤视野及视盘未发生损害。

2. 发展期

在下列条件下可行周边虹膜切除术：①功能性小梁约 1/2 开放。②眼压在 20～30 mmHg。③房水流畅系数在 0.15 μL/（min·mmHg）。④若术后有残余性青光眼，可长期滴 0.5% 噻吗洛尔滴眼液或 0.5% 毛果芸香碱滴眼液。⑤若视盘及视功能继续发生损害，则行滤过性手术。

3. 晚期

房角狭窄，或见局限性周边虹膜前粘连，房水流畅系数 ≤ 0.12 μL/（min·mmHg），须行滤过性手术。

十、继发性青光眼

继发性青光眼是由于其他眼病或全身性疾病，干扰或破坏了正常的房水循环途径，使房水排出受阻而引起眼压增高的一组青光眼。

继发性青光眼，包括青光眼睫状体炎综合征、糖皮质激素性青光眼、新生血管性青光眼、晶状体源性青光眼、睫状环阻塞性青光眼等。

（一）青光眼睫状体炎综合征

1. 病因

与房水内前列腺素含量明显增加有关。前列腺素的血管扩张作用致血－房水屏障通透性增加，因而非分泌部分产生的房水随之增加。前列腺素可抑制交感神经末梢释放去甲肾上腺素，使小梁网失去正常调节，而导致房水流畅系数降低，眼压升高。

2. 临床表现

主要体现为：①好发于中青年男性，多为单眼发病且反复发作。②自觉症状轻，眼压升高与自觉症状不成比例，即使在发作高峰期也无眼痛、头痛、恶心等症状。③视力一般正常，若眼压高时，可有雾视及虹视。④发病时，眼部无充血或轻度充血，无睫状充血。⑤发作性眼压升高，眼压常在 40～60 mmHg，但也有达 90 mmHg，每次发作一般于 2 周内自然缓解。⑥发作侧瞳孔大，虽反复发作也无虹膜后粘连。⑦发病时有轻、中度虹膜睫状体炎反应，可见羊脂状角膜后沉着物。⑧视野一般无改变，也无永久性视功能损害，眼底检查无视盘萎缩及凹陷。⑨房角呈开角，房水流畅系数降低，间歇期青光眼激发试验阴性。⑩当与原发性开角型青光眼合并发生时，可有原发性开角型青光眼的基本体征，应按原发性开角型青光眼治疗。

3. 治疗

局部用药：如 0.5% 醋酸可的松滴眼液或 0.1% 地塞米松滴眼液频繁点眼，0.5% 噻吗洛尔滴眼液滴眼，均可降低眼压。

全身用药：①抑制前列腺素的应用，吲哚美辛 25~50 mg 或双氯芬酸 200~400 mg，每日 3 次，口服。②降眼压，乙酰唑胺片 250 mg，每日 3 次，口服。

（二）糖皮质激素性青光眼

1. 病因

全身或局部长期应用糖皮质激素，可而引起眼压升高，导致糖皮质激素性青光眼。主要发生于青年。病因不十分确切，一般认为糖皮质激素可使全身肥大细胞产生变性释放出糖胺聚糖，使糖胺聚糖过多地堆积在小梁网处，从而阻塞小梁网，使房水流畅率下降。

另外，该病有一定的遗传因素，糖皮质激素的高反应期携带者对糖皮质激素具有高眼压反应。原发性开角型青光眼患者可能携带这种高反应基因，故对糖皮质激素的反应较一般人高。糖皮质激素基本不影响闭角型青光眼的眼压。

2. 临床表现

（1）急性糖皮质激素性青光眼

同急性青光眼症状，临床上较少见。

临床表现：①眼球疼痛伴头痛，有虹视现象。②角膜水肿。③睫状充血。④瞳孔中等散大，对光反射存在。⑤眼压可超过 50 mmHg。⑥前房深度正常，眼压高时，房角开放。停用糖皮质激素后，眼压可于数日内恢复正常。

（2）慢性糖皮质激素性青光眼

多于应用糖皮质激素 6 个月以后出现。

临床表现：①自觉症状不明显。②眼压逐步上升，与开角型青光眼的过程相类似，眼压可达 50 mmHg。③房角开放。④房水流畅系数下降。⑤出现青光眼性视野缺损。⑥晚期可出现视盘萎缩及凹陷。

3. 诊断及治疗

（1）诊断

①有长期局部或全身使用糖皮质激素药物的病史，并于使用前眼压正常。②继续使用糖皮质激素药物，缩瞳药不能使眼压下降，而停用糖皮质激素药物后眼压下降，或缩瞳药显效。③没有其他继发性青光眼的证据。④有青光眼家族史者，对糖皮质激素较为敏感。⑤眼部症状及体征是青光眼的表现。

（2）治疗

①首先停用糖皮质激素药物。②药物治疗，局部滴用缩瞳药（如噻吗洛尔滴眼液），口服乙酰唑胺，以控制眼压。③手术治疗，停药后，眼压仍不下降，视功能受到损害者须行滤过性手术治疗。

（三）眼外伤所致的继发性青光眼

1. 溶血性青光眼

溶血性青光眼指眼内出血后由于小梁网被吞噬了血红蛋白的巨噬细胞阻塞所致的继发性开角型青光眼。常见于各种原因所致的眼内出血，特别是大量玻璃体积血时。青光眼的发生时间取决于开始发生溶血的时间，常表现为眼压急剧升高。

2. 血影细胞性青光眼

血影细胞性青光眼指眼内出血后由于退变的红细胞阻塞了小梁网所致的继发性开角型青光眼，其临床表现及治疗与溶血性青光眼相同。可用药物降眼压，必要时行前房冲洗术。

3. 前房积血所致青光眼

钝挫伤后的前房积血是由于虹膜撕裂损伤血管或睫状体脱离、睫状突破裂损伤前睫状血管所致。前房积血可分为原发性及继发性前房积血两种。受伤当时的出血称为原发性前房积血，受伤以后发生的出血称为继发性前房积血。

前房积血按积血量占前房的容量分为三级。

Ⅰ级：积血量少于前房 1/3。

Ⅱ级：积血量占前房的 1/3 ~ 1/2。

Ⅲ级：积血量超过前房 1/2 或充满前房。

4. 房角后退性青光眼

房角后退性青光眼是由于眼部外伤后，房角劈裂引起眼压升高的一类青光眼。发生于眼球钝挫伤数月或数年以后。发病隐蔽，进展缓慢。前房角镜检查见睫状体表面有较宽而深浅不一的沟，房角变宽，虹膜根部后退，睫状体带变宽，房角有较多的色素颗粒沉着，并常有其他眼部组织损伤。外伤痕迹的存在有助于诊断。治疗同原发性开角型青光眼。

治疗：①止血，氨基己酸 4 ~ 6 g 加入 5% 葡萄糖溶液 250 mL，静脉滴注。口服维生素 C、维生素 K_3，肌内注射酚磺乙胺 500 mg，每日 2 ~ 3 次。②清除积血，大量前房积血时应尽早做前房冲洗术。方法是在颞下方角膜缘内 3 mm 处做一切口，用加溶血酶或尿激酶溶液及生理盐水冲洗前房。溶血酶用 1 250 U/mL 溶液，尿激酶用 5 000 ~ 10 000 U 溶于 2 mL 蒸馏水中，缓缓注入前房，再用生理盐水冲洗。③控制眼压，20% 甘露醇溶液 250 ~ 500 mL 静脉滴注，并口服乙酰唑胺，以降低眼压，防止角膜血染。④预防继发性出血，卧床休息，头高位呈 45°，双眼包扎。⑤出血量多且局部充血明显者，应大量应用糖皮质激素，以减轻炎症反应。如地塞米松 10 mg 加入 5% 葡萄糖溶液 250 mL，静脉滴注，3 ~ 5 d。

（四）剥脱综合征

1. 定义

来源于晶状体、睫状体、虹膜色素上皮和小梁上皮的表皮剥脱物沉着在这些结构上，在小梁网上沉积，导致房水排出减少、眼压升高的一种继发性青光眼，称为剥脱综合征，亦称为假表皮剥脱性青光眼。

2. 诊断要点

①多见于60岁以上，男性多于女性，双眼可先后发病。②眼前到处可见灰白色碎屑样剥脱物质，瞳孔缘、晶状体前囊、虹膜根部、虹膜末卷、房角隐窝、小梁网、巩膜嵴等均可看到。③瞳孔缘色素皱褶缺失及虹膜虫咬型色素脱失。④有角膜后沉着物。⑤房角开放：下房角有较显著的色素与剥脱沉积物，房角镜下在 Schwalbe 线前面可见一色素线，称为 Sampaolesis 线。⑥个别典型病例散瞳后，可见云雾状的色素微粒经瞳孔流向前房。晶状体前碎屑的沉着分布成三个区域，中央为半透明的圆盘，周边散在疏密不等的沉着物，二者之间为透明区。⑦多合并有青光眼：本病的临床过程及治疗原则同开角型青光眼。

（五）虹膜角膜内皮综合征

1. 分类

虹膜角膜内皮综合征（ICE）是指表现为角膜内皮异常、进行性虹膜基质萎缩、广泛的周边虹膜前粘连、房角关闭及继发性青光眼的一组疾病。多见于女性。根据虹膜改变，临床上分为以下3型：进行性虹膜萎缩、Chandler 综合征和虹膜痣综合征。Chandler 综合征主要表现为角膜异常，当眼压轻度升高甚至正常时，即可引起角膜实质和上皮的水肿，甚至发生大泡性角膜病变。虹膜痣综合征临床表现与 Chandler 综合征相似，但虹膜表面有多发性色素性小结节。

2. 治疗

药物治疗：①降眼压，局部使用 β- 受体阻滞剂和全身应用碳酸酐酶抑制药等减少房水形成的药物，如噻吗洛尔滴眼液、乙酰唑胺片等。②角膜水肿，可局部用高渗药以减轻水肿。

手术治疗：可行滤过性手术。

3. 虹膜角膜内皮综合征与原发性闭角型青光眼的区别

表2-1 虹膜角膜内皮综合征与原发性闭角型青光眼的区别

要点	虹膜角膜内皮综合征	原发性闭角型青光眼
眼别	多单眼，偶可见双眼	双眼
前房	深或浅	浅

要点	虹膜角膜内皮综合征	原发性闭角型青光眼
角膜	角膜水肿与眼压不成比例	发作性水肿
急闭三联征	仅有虹膜病变	部分病例有

（六）新生血管性青光眼

1. 病因

新生血管性青光眼是由于虹膜红变和纤维血管膜跨前房角生长而引起周边房角粘连、房角关闭的一种继发性青光眼。可继发于以下疾病。

血管疾病：中央或分支动静脉阻塞、颈动脉阻塞等。

眼部疾病：糖尿病性视网膜病变、长期视网膜脱离、慢性葡萄膜炎、视网膜静脉周围炎等。

眼内肿瘤：如视网膜母细胞瘤、脉络膜恶性肿瘤等。

2. 临床表现

主要表现为：①自觉眼睛胀痛、头痛、视力减退。②球结膜充血明显，角膜水肿。③虹膜出现新生血管。④房角改变，可见虹膜根部，睫状体的新生血管伸向小梁网表面，晚期纤维血管膜收缩使房角关闭。⑤眼压升高，常高于 50 mmHg。

3. 治疗

手术治疗：有视力者应采用滤过性手术如小梁切除术或房水引流装置植入术；如无视力者，可用睫状体破坏手术，如睫状体冷凝术、睫状体透热术、全视网膜光凝术。视网膜缺氧后极易产生新生血管生长因素，诱发新生血管形成。全视网膜光凝术后，除保障后极部视网膜血供外，视网膜需氧量减少，从而减少虹膜新生血管形成，并可使已形成的虹膜新生血管萎缩。

药物治疗：①局部滴用糖皮质激素和阿托品滴眼液以治疗眼内炎症。同时阿托品可以增加房水经脉络膜巩膜的流出。②应用 β- 受体阻滞剂、碳酸酐酶抑制药、高渗剂降低眼压。避免使用缩瞳药。

（七）晶状体源性青光眼

1. 膨胀期白内障继发青光眼

（1）病因

晶状体体积变大，导致晶状体 – 虹膜隔前移，房角变窄，另外加重了生理性瞳孔阻滞，而引起眼压升高。

（2）临床表现

眼局部充血，角膜水肿，前房变浅，瞳孔散大，房角闭塞，眼压升高。

（3）治疗

降眼压，应用缩瞳药、高渗剂及乙酰唑胺使眼压下降至正常；手术治疗，如眼压降至正常，房角重新开放，瞳孔缩小，可考虑只行晶状体摘除术，如果病程较长，前房角已发生虹膜周边前粘连时，应行青光眼和白内障联合手术。

2. 晶状体脱位继发青光眼

（1）病因

外伤或自发性晶状体脱位引起。

（2）临床表现

临床表现主要为：①向前脱入前房时，表现为急性闭角型青光眼的症状，前房深，晶状体如大油滴状，因晶状体与角膜内皮相贴，可导致角膜混浊。②晶状体不全脱位时，可见虹膜震颤，若合并玻璃体疝，亦可阻塞瞳孔，继发青光眼。③向后脱位进入玻璃体时可数年不发生不良反应，如晶状体发生分解、晶状体蛋白可引起葡萄膜炎反应，小梁网被吞噬了晶状体蛋白的巨噬细胞阻塞，亦可继发青光眼。

（3）治疗

治疗方式主要为：①晶状体脱入前房应尽快手术摘除。②不全脱位或完全脱入玻璃体的晶状体，如无并发症可暂不手术，可考虑适当配镜，如果有明显的炎症反应或继发性青光眼时应该摘除晶状体。

3. 晶状体溶解性青光眼

（1）病因

多发生于过熟期白内障和眼外伤者。

（2）临床表现

临床表现主要为：①发病突然。②症状与急性闭角型青光眼相似。③眼压一般在30 mmHg 以上。

（3）治疗

治疗方式主要为：①药物控制眼压。②如有炎症反应，应用糖皮质类激素控制炎症。③手术治疗、摘除晶状体并冲洗前房。

（八）葡萄膜炎继发性青光眼

1. 分类

①开角型青光眼，是由细胞碎片或蛋白阻塞小梁网或炎症直接影响房水排出通道而致。②闭角型青光眼，由虹膜后粘连、瞳孔阻滞或者周边前粘连所致。

2. 处理方法

（1）开角型

①局部及全身应用糖皮质激素并局部用睫状肌麻痹药治疗葡萄膜炎。②药物控制眼压，治疗青光眼，应避免使用缩瞳药。③手术治疗，如滤过性手术，但疗效欠佳。

（2）闭角型

①瞳孔阻滞者可行激光或周边虹膜切除术。②药物治疗葡萄膜炎和青光眼。③有广泛周边前粘连者，应行滤过性手术。

（九）睫状环阻塞性青光眼

1. 特点

睫状环阻塞性青光眼即恶性青光眼，是由内眼手术或缩瞳药等因素诱发的睫状环阻滞和房水错向流动而引起的一种继发性闭角型青光眼。其具有以下特点：①高眼压；②浅或无前房；③常规抗青光眼手术治疗无效；④缩瞳药会使病情加重，而使用睫状肌麻痹剂可以缓解病情等。

2. 诊断标准

①术前为闭角型青光眼，常双眼受累。②有抗青光眼手术史及滴用缩瞳药史。③患眼胀痛及头痛等症状明显。④临床表现为高眼压伴重度浅前房或无前房，不能自行缓解。⑤睫状肌麻痹药治疗有效，缩瞳药反而使病情恶化。⑥由于房水积蓄在玻璃体内，晶状体－虹膜隔极度前移，需特殊的手术治疗才能从根本上解除睫状环阻滞。

3. 治疗

（1）药物治疗

①局部滴用1%阿托品滴眼液，每日数次。能解除睫状肌痉挛，缓解睫状环阻滞，并有减轻炎症反应的作用，可使眼压降低，前房加深。当瞳孔散大，前房恢复后可减少至维持量，每日或隔日1次。②全身及局部应用糖皮质激素，可以减轻炎症反应，减少渗出。③碳酸酐酶抑制药及高渗剂，可使玻璃体脱水，降低眼压。

早期恶性药物治疗24～48 h可见效。

（2）手术治疗

对药物治疗无效或药物治疗3～5 d，效果不佳者应施行手术治疗。可根据病情选择手术方式：①晶状体摘除术。②晶状体摘除术合并玻璃体前界膜切开术。③脉络膜上腔放液联合玻璃体穿刺抽吸收。④玻璃体切割合并前房成形术。⑤前段玻璃体切割术，在其他方法无效的情况下，该手术已成为有晶状体眼、无晶状体眼和人工晶状体眼的睫状环阻塞性青光眼的有效方法。

本病多为双眼发病，当一眼发病后，对另一眼应慎重，不可随意应用缩瞳药及行滤过性手术。

十一、混合型青光眼

以上的原发性青光眼、继发性青光眼或原发性青光眼与继发性青光眼并存，均称为混合型青光眼，常见的有：①原发性窄角开角型青光眼。②开角型青光眼合并新生血管性青光眼。③原发性开角型青光眼合并青光眼睫状体炎综合征。④原发性闭角型青光眼合并继发性开角型青光眼。⑤原发性开角型青光眼合并房角关闭引起的继发性闭角型青光眼等。

十二、先天性青光眼

先天性青光眼是胎儿发育过程中，前房角发育异常而引起的一类青光眼。6 岁以前发病的称婴幼儿型青光眼。6 岁以后，30 岁以前发病的称青少年型青光眼。

（一）婴幼儿型青光眼

1. 诊断

诊断要点：①发生于 6 岁以前的婴幼儿，多双眼发病。②有以下症状，如畏光流泪、眼睑痉挛，因眼胀痛而哭闹不安，而又不能用其他眼病来解释的，应首先排除先天性青光眼。③角膜混浊水肿，角膜直径＞ 12 mm，有时可 ≥ 18 mm，后弹力层膜破裂裂隙灯下显示一些透明而平行的线纹（Haab 纹）。④由于婴幼儿眼球壁软弱可受压力作用而扩张角膜，眼球不断增大，有"水眼"之称。晚期可发生角、巩膜葡萄肿。⑤房角为开角，前房极深，周边部虹膜平坦。⑥眼底视盘可见青光眼凹陷。⑦眼压升高，房水流畅系数降低，眼压测定应在全麻下进行。

2. 治疗

治疗要点：①药物治疗，0.5% 噻吗洛尔滴眼液点眼可使部分患儿眼压下降。②手术治疗，出生后发生的婴幼儿型青光眼，一经确诊即应进行手术治疗。早期可行房角切开术或小梁切开术，晚期行小梁切除术。术前应用碳酸酐酶抑制药或高渗剂，以降低眼压，便于手术。

术后 2～3 周应于全麻下复查眼压及房角。若眼压控制，角膜透明，眼球不再扩大，畏光、流泪等症状改善，提示手术成功。

（二）青少年型青光眼

1. 诊断

诊断要点：①发生于 30 岁之前，发病隐蔽，进展缓慢。②眼压高低差异较大，房水流畅系数偏低。③由于角膜、巩膜不断扩张，可加重近视，故青少年若出现变性近视者，应排除青光眼。④眼底多呈豹纹状，常有视神经萎缩及不太深的视盘青光眼凹陷。⑤房角检查显示虹膜根部附着位置高，房角隐窝埋没，有较多的小梁色素。⑥视野可见青光眼性视野缺损。

2. 治疗

与开角型青光眼基本相同。

（1）药物治疗

0.5% 噻吗洛尔滴眼液或 1% 毛果芸香碱与 1% 左旋肾上腺素联合应用，有良好的降眼压作用。

（2）手术治疗

若出现进行性视盘凹陷、视野缺损，应手术治疗，如行小梁切开术或小梁切除术。

十三、抗青光眼常用手术

抗青光眼常用手术包括：①防止房角阻塞的虹膜手术，如周边虹膜切除术。②建立新的房水引流通道的角膜、巩膜滤过性手术，如小梁切除术、小梁切开术、巩膜咬切术等。③减少房水产生的睫状体手术，如睫状体分离术、睫状体冷凝术等。

（一）周边虹膜切除术

1. 适应证

①急性闭角型青光眼的前驱期或间歇期（小梁功能正常，房角粘连范围小）。②闭角型青光眼，停药 48 h 后眼压不回升，小梁 1/2 开放，房水流畅系数 ≥ 0.19 者。③瞳孔阻滞引起的继发性青光眼。

2. 操作要点

①丁卡因表面麻醉及球后、球结膜下麻醉。②开睑器开睑，作上直肌牵引缝线固定眼球。③角膜缘后 5 mm 作结膜切口，作以角膜为基底的结膜瓣，分离并暴露角、巩膜缘，并烧灼止血。④于角膜缘灰蓝色半透明区前 1/3 处垂直切入前房，切口长约 3 mm，内切口 1.0 ~ 1.5 mm。⑤轻压切口后唇，使虹膜自行脱出少许，用虹膜镊将其稍提起，以虹膜剪平行并靠近切口剪除。⑥用虹膜恢复器整复虹膜，使瞳孔恢复原位。⑦角膜缘切口用 10-0 尼龙线缝合 1 针，以 5-0 丝线连续缝合球结膜复位。⑧术终结膜下注射庆大霉素 2 万 U，地塞米松 2.5 mg，抗生素眼膏涂眼后单眼包扎。

3. 术后处理

①每日换药，局部滴用抗生素和泼尼松滴眼液。②有虹膜反应者加用 1% 阿托品滴眼液散瞳，以防止发生虹膜后粘连。③术后 4 ~ 5 d 拆除结膜缝线。④对侧眼滴缩瞳药以免青光眼发作。

（二）小梁切除术

1. 目的及适应证

（1）目的

小梁切除术是一种巩膜瓣下滤过性手术，通过切除一小段小梁组织及其上方的

Schlemm 管、经巩膜，在前房和结膜下筋膜中间产生一个瘘管，形成正常排出通道以外的分流，形成一个结膜下的滤过区。

（2）适应证

适用于原发性开角型青光眼、原发性闭角型青光眼、晚期先天性青光眼等各类型青光眼。

2. 术前准备及手术步骤

（1）术前准备

①术前半小时口服乙酰唑胺片 250～500 mg 和（或）静脉滴注 20% 甘露醇 250 mL，将眼压控制在正常范围。②术前滴 1% 毛果芸香碱滴眼液，使瞳孔缩小。③术前半小时口服苯巴比妥 0.09 g。

（2）手术步骤

①球后麻醉及球结膜下麻醉并置上直肌牵引缝线。②以上穹隆为基底沿角、巩膜缘 10 点钟到 2 点钟剪开球结膜，行结膜下分离。③暴露的上方巩膜区以烧灼法止血。④以角巩膜缘为基底作 4 mm×6 mm 大、厚 1/2～2/3 巩膜厚度的板层巩膜瓣，直至透明角膜缘内 1～2 mm。⑤在角膜缘内 1 mm 处切开进入前房，缓慢放出房水。⑥切除 4 mm×1.5 mm 包括小梁在内的深层角、巩膜块。⑦虹膜周边切除。⑧在充分止血以及生理盐水冲洗创面后将巩膜瓣两端用 9-0 尼龙线复位。⑨用虹膜复位器在巩膜瓣区按摩，使瞳孔恢复圆形。⑩球结膜瓣复位，须做到水密缝合。⑪在球结膜下注入庆大霉 2 万 U 及地塞米松 2.5 mg。⑫在术眼内涂四环素可的松眼膏及 1% 阿托品眼膏，对侧眼涂 1% 毛果芸香碱眼膏后包盖双眼。

3. 注意事项及术后处理

（1）注意事项

①认真止血，尽量不使血液进入前房。②放房水应缓慢，特别是在高眼压情况下。③器械尽量不入前房，以免损伤眼内组织。

（2）术后处理

①术后给予抗生素及糖皮质激素全身应用。如青霉素 800 万 U 及地塞米松 10 mg 加入生理盐水中，静脉滴注，每日 1 次，3～5 d。②每日换药，局部使用散瞳药及糖皮质激素滴眼液。③观察前房形成情况。术后前房浅，可加强扩瞳（阿托品点眼），延长糖皮质激素类药物服用时间，静脉滴注 20% 甘露醇或短期试服乙酰唑胺片，必要时加压绷带包盖。若无前房，眼压低，且无伤口漏液，应及时行脉络膜上腔放液＋前房成形术。如为切口漏液，应行修补术。④术后第 5 天拆除结膜缝线。⑤术后点用糖皮质激素眼药水及复方托吡卡胺眼药水 4～6 周。

（三）睫状体冷凝术

1. 目的及适应证

（1）目的

通过冷冻，破坏睫状体，减少房水生成，以达到降压的目的。

（2）适应证

①青光眼手术或多次失败或手术者希望避免眼内手术时。②新生血管性青光眼。③无晶状体青光眼。④绝对期青光眼引起疼痛，但患者希望保留眼球者。⑤穿透性角膜移植术后青光眼。

2. 手术步骤及术后处理

（1）手术步骤

①表面麻醉及球后阻滞麻醉。②开睑，用棉球擦干眼球表面。③冷冻探头直径为 2～3 mm，无论 180° 或 360°，一次作 6～8 个冷冻点。冷冻头最近离角膜、巩膜缘 2.5～3.0 mm，冷冻头尖端温度为 –80～–60℃，压在眼球上，以产生轻的凹痕为宜，每点持续时间为 45～60 s，冰球融化后再移去冷冻头，使用冷冻 – 融解法。术毕结膜下注射地塞米松 2.5 mg。⑤涂入 1% 阿托品眼膏及抗生素眼膏，单眼包盖。

（2）术后处理

①术后反应重者，可全身应用糖皮质激素，如地塞米松 10 mg，加入 5% 葡萄糖或生理盐水 250 mL，静脉滴注 3～5 d。②术后第 1 天，局部点阿托品滴眼液及糖皮质激素滴眼液。③术后 24～48 h 眼压明显升高者，可用 β– 受体阻滞剂及碳酸酐酶抑制药或高渗剂降低眼压。如 0.5% 噻吗洛尔滴眼液点眼，每日 3 次，乙酰唑胺片 250～500 mg，口服，每日 3 次。

第二节　白内障

一、常见白内障类型

（一）年龄相关性白内障

1. 概述

年龄相关性白内障又称为老年性白内障，是中老年人眼部发生的晶状体混浊的病症，随着年龄增加患病率明显增高。它分为皮质性白内障、核性白内障和后囊下白内障 3 类。病因较为复杂，可能是环境、营养、代谢和遗传等多种因素对晶状体长期综合作用的结果。一般认为氧化作用导致白内障的最早期变化。紫外线照射过多、饮酒过多、吸烟过多、心血管疾病、精神疾病、机体外伤等与白内障的形成有关。

2. 临床表现

双眼患病，但发病有先后，严重程度也不一致。

主要症状为随眼球转动的眼前阴影，渐进性无痛性视力减退，单眼复视或多视、虹视、畏光和眩光。

（1）皮质性白内障

初发期：晶状体皮质内出现空泡、水隙、板层分离和轮辐状混浊，如瞳孔区的晶状体未累及，一般不影响视力。

膨胀期：又称未成熟期，晶状体混浊继续加重，皮质急剧肿胀，晶状体体积变大。

成熟期：晶状体恢复到原来体积，前房深度恢复正常。晶状体全部混浊，虹膜投影消失。患眼视力降至眼前手动或光感，眼底不能窥入。

过熟期：如果成熟期持续时间过长，经数年后晶状体内水分继续丢失，晶状体体积缩小，囊膜皱缩和有不规则的白色斑点及胆固醇结晶形成，前房加深，虹膜震颤。晶状体纤维分解液化，呈乳白色，棕黄色晶状体核沉于囊袋下方，可随体位变化而移动，上方前房进一步加深。晶状体悬韧带发生退行性改变，容易发生晶状体脱位。

（2）核性白内障

核性白内障临床表现为：①发病年龄较早，进展缓慢。②核的混浊开始于胎儿核或成人核，逐渐发展到成人核完全混浊。③初期晶状体核呈黄色混浊。④可发生近视。

（3）后囊下白内障

后囊下白内障临床表现为：①晶状体后囊膜下浅层皮质出现棕黄色混浊，为许多致密小点组成，其中有小空泡和结晶样颗粒，外观似锅巴状。②混浊位于视轴，早期会出现明显视力障碍。③进展缓慢，后期合并晶状体皮质和核混浊，最后发展为成熟期白内障。

3. 诊断

应在散大瞳孔后，以检眼镜或裂隙灯活体显微镜检查晶状体。根据晶状体混浊的形态和视力情况可明确诊断。

4. 鉴别诊断

（1）核硬化

核硬化是生理现象。由于晶状体终身生长，晶状体核密度逐渐增加，颜色变深，透明度降低造成，但对视力无明显影响。散瞳后用透照法检查，核性白内障在周边部环状红色反光中，中央有一盘状暗影，而核硬化无此现象。

（2）皮质性白内障、核性白内障和后囊下白内障

根据混浊部位不同可做出鉴别诊断。

5. 治疗

目前尚无疗效确定的药物用于治疗白内障。

因白内障影响工作和日常生活时，可考虑手术治疗。通常采用白内障囊外摘除术或白内障超声乳化吸除术联合人工晶状体植入术。在某些情况下也可行白内障囊内摘除术，术后给予眼镜、角膜接触镜矫正视力。

6. 临床路径

（1）询问病史

有无眼前阴影、渐进性无痛性视力减退、单眼复视或多视、虹视、畏光和眩光等症状。

（2）体格检查

散瞳后以裂隙灯或检眼镜检查晶状体。

（3）辅助检查

白内障手术前应进行全身检查，如血压、血糖、心电图、X线胸片、肝功能、血常规、尿常规、凝血功能等相关检查，以及眼部检查内容，如视功能、角膜、晶状体、眼压、角膜曲率半径和眼轴长度等。

（4）处理

目前尚无疗效确定的药物。因白内障影响工作和日常生活时应考虑手术治疗。

（5）预防

目前尚无有效方法预防白内障的发生。

（二）先天性白内障

1. 概述

本病为出生时或出生后一年内发生的晶状体混浊，是儿童常见眼病，可为家族性发病或为散发；可伴发其他眼部异常或遗传性、系统性疾病。其发生与遗传因素有关，常为常染色体显性遗传；也与环境因素有关，母亲孕期内，特别前3个月发生宫内病毒性感染，应用一些药物，或暴露于X线，孕期内患有代谢性疾病，如糖尿病、甲状腺功能不足、营养和维生素极度缺乏等，可使胎儿晶状体发生混浊；也有一些病例的原因不明。

2. 临床表现

可为单眼或双眼发生。多数为静止性的，少数出生后继续发展，也有直至儿童期才影响视力。根据晶状体混浊部位、形态和程度进行分类。比较常见的有以下内容。

（1）前极白内障

晶状体前囊膜中央局限性混浊，多为圆形，大小不等。可伸入晶状体皮质内，或表面突出于前房内，多为双侧，对视力影响不大。

（2）后极白内障

晶状体后囊膜中央局限混浊，边缘不齐，可呈盘状、核状或花蕾状。多为双眼发生。

少数为进行性的。对视力有一定影响。

（3）花冠状白内障

晶状体皮质深层周边部有圆形、椭圆形、短棒状、哑铃状，呈花冠状排列，晶状体中央部及极周边部透明。为双眼发生，静止性。很少影响视力。

（4）点状白内障

晶状体皮质有白色、蓝色或淡色细小点状混浊。发生在出生后或青少年期。为双眼发生。静止不发展。一般不影响视力。

（5）绕核性白内障

数层混浊位于透明晶状体核周围的层间。各层之间仍有透明皮质间隔。最外层常有"V"形混浊骑跨在混浊带的前后。常为双眼发生，静止性。视力可明显减退。

（6）核性白内障

晶状体胚胎核和胎儿核均受累，呈致密的白色混浊，但皮质完全透明。多为双眼发生。瞳孔缩小时视力障碍明显，瞳孔散大时视力显著增加。

（7）全白内障

晶状体全部或近于全部混浊，有时囊膜增厚、钙化，皮质浓缩。可在出生时已经发生，或出生后逐渐发展，至1岁内全部混浊。多为双眼发生。视力障碍明显。

（8）膜性白内障

前后囊膜接触机化，两层囊膜间可夹有残留的晶状体纤维或上皮细胞，呈厚薄不匀的混浊。可为单眼或双眼发生，视力损害严重。

其他少见的先天性白内障还有缝状白内障、纺锤形白内障和珊瑚状白内障。

一些患者合并其他眼病或异常，如斜视、眼球震颤、先天性小眼球、视网膜和脉络膜病变、瞳孔扩大肌发育不良以及晶状体脱位、晶状体缺损、先天性无虹膜、先天性虹膜和（或）脉络膜缺损、永存瞳孔膜、大角膜、圆锥角膜、永存玻璃体动脉等。

3. 诊断

主要根据晶状体混浊形态和病史来诊断。合并其他系统畸形时，为明确诊断，应针对不同情况选择一些实验室检查。

4. 鉴别诊断

先天性白内障的瞳孔区有白色反射，是白瞳症中最常见的一种。其他眼病也可引起白瞳症，但临床表现、治疗和预后不同，应注意鉴别。

5. 治疗

治疗目标是恢复视力，减少弱视和盲目的发生。

对视力影响不大者，一般不需治疗，宜定期随诊观察。

明显影响视力者，应尽早选择晶状体切除术、晶状体吸出术、白内障囊外摘除术进行手术治疗。因风疹病毒引起的先天性白内障不宜过早手术，以免手术时可使这些潜伏在晶状体内的病毒释放而引起虹膜睫状体炎，有可能因炎症而引起眼球萎缩。

无晶状体眼需进行屈光矫正和视力训练，常用的方法有眼镜矫正、角膜接触镜、人工晶状体植入。人工晶状体的植入一般在 2 岁左右进行。

6. 临床路径

（1）询问病史

注意有无家族史，母亲孕期有无病毒感染、特殊服药史等。

（2）体格检查

散瞳后以裂隙灯检查晶状体。

（3）辅助检查

先天性白内障合并其他系统畸形时，应进行染色体核型分析和分带检查。糖尿病、新生儿低血糖症者应进行血糖、尿糖和酮体检查。合并肾病者应检查尿常规和尿氨基酸。怀疑合并代谢病者应进行血氨基酸水平测定。此外，还可选做尿苯丙酮酸测定、同型胱氨酸尿的定性检查、半乳糖尿的筛选。

（4）处理

根据视力受累程度而定。对视力影响不大者，可随诊观察。如明显影响视力，应尽早行手术。术后注意屈光矫正和视力训练，以防发生弱视。

（5）预防

母亲孕期内预防病毒感染，慎服药物，加强营养。

（三）外伤性白内障

1. 概述

本病为眼球钝挫伤、穿孔伤和爆炸伤等引起的晶状体混浊。多见于儿童或年轻人，常单眼发生。

2. 临床表现

（1）钝挫伤所致白内障

根据挫伤轻重不同，可有晶状体前表面 Vossius 环混浊，相应的囊膜下混浊、放射混浊、绕核性白内障、局限混浊或完全混浊，还可伴有前房积血、前房角后退、晶状体脱位、继发性青光眼等。

（2）穿孔伤所致白内障

根据穿孔伤引起晶状体囊膜破裂的伤口大小，可形成局限混浊或晶状体全部混浊。

（3）爆炸伤所致白内障

爆炸时气浪可引起类似钝挫伤所致的晶状体损伤。爆炸物本身或掀起的杂物也造成类似于穿孔伤所致的白内障。

（4）电击伤所致白内障

触电引起晶状体前囊及前囊下皮质混浊。多数病例静止不发展，也可逐渐发展为全白内障。

外伤性白内障的视力障碍与伤害程度和部位有关。瞳孔区晶状体受伤后，视力很快减退。当晶状体囊膜广泛受伤时，除视力障碍外，还伴有眼前节明显炎症或继发性青光眼。

3. 诊断

根据受伤史和晶状体混浊的形态和程度可作出诊断。

4. 鉴别诊断

外伤除引起白内障外，还可使晶状体位置发生改变，在诊断时应注意鉴别。

5. 治疗

视力影响不大的晶状体局限混浊，可随诊观察。

当晶状体破裂，皮质突入前房，可用糖皮质激素、非甾体抗炎药及降眼压药物治疗，待前节炎症反应消退后，再行手术摘除白内障。

经治疗后炎症反应不减轻，或眼压升高不能控制，或晶状体皮质与角膜内皮层接触时，应及时摘除白内障。

当晶状体全混浊，但光觉和色觉仍正常时，应进行白内障摘除术。

由于外伤性白内障多为单眼，白内障摘除术后应尽可能同时植入人工晶状体。

6. 临床路径

（1）询问病史

应注意外伤种类、程度。

（2）体格检查

散瞳后以裂隙灯检查晶状体。

（3）辅助检查

必要时进行眼部超声扫描，以了解外伤严重程度。

（4）处理

对视力影响不大的晶状体局限混浊，可随诊观察。否则应进行白内障摘除术。

（5）预防

外伤。

（四）代谢性白内障

1. 糖尿病性白内障

（1）概述

白内障是糖尿病的并发症之一，可分为真性糖尿病性白内障和糖尿病患者的年龄相关性白内障。糖尿病时血糖增高，进入晶状体内葡萄糖增多，己糖激酶作用饱和，葡萄糖转化为 6- 磷酸葡萄糖受阻。此时醛糖还原酶的作用活化,葡萄糖转化为山梨醇。山梨醇不能透过晶状体囊膜,在晶状体内大量积聚,使晶状体内渗透压增加而吸收水分,纤维肿胀变性而导致混浊。

(2)临床表现

糖尿病患者的年龄相关性白内障较多见,与年龄相关性白内障相似,但发生较早,进展较快,容易成熟。

真性糖尿病性白内障临床表现包括以下内容:①多发生于 30 岁以下病情严重的 1 型糖尿病患者中。②常为双眼发病,进展迅速,晶状体可能在数天、数周或数月内完全混浊。③开始时在前后囊下的皮质区出现无数分散的、灰色或蓝色雪花样或点状混浊。可伴有屈光变化。

(3)诊断

根据糖尿病的病史和白内障的形态可作出诊断。

(4)治疗

当白内障明显影响视力,妨碍患者的工作和生活时,可在血糖控制下进行白内障摘除术。

(5)临床路径

询问病史:有无糖尿病史和视物模糊史。

体格检查:散瞳后以裂隙灯检查晶状体。

辅助检查:检查血糖和尿糖。

处理:当白内障妨碍患者工作和生活时,可手术摘除白内障。

预防:在糖尿病性白内障早期应积极治疗糖尿病,晶状体混浊可能会部分消退,视力有一定程度的改善。

2. 半乳糖性白内障

(1)概述

本病为常染色体隐性遗传病。患儿缺乏半乳糖 –1– 磷酸尿苷转移酶和半乳糖激酶,使半乳糖不能转化为葡萄糖而在体内积聚。组织内的半乳糖被醛糖还原酶还原为半乳糖醇。醇的渗透性很强,在晶状体内的半乳糖醇吸水后,晶状体囊膜破裂,引起晶状体混浊。

(2)临床表现

可在生后数日或数周内发生。多为绕核性白内障。

(3)诊断

对于先天性白内障患儿应先筛查尿中半乳糖。如测定红细胞半乳糖 –1– 磷酸尿苷转移酶的活性,可明确诊断半乳糖 –1– 磷酸尿苷转移酶是否缺乏。应用放射化学法可测定半乳糖激酶的活性,有助于诊断。

（4）鉴别诊断

根据晶状体的混浊形态和程度，及尿中半乳糖检查结果，可以鉴别诊断。

（5）治疗

给予无乳糖和半乳糖饮食，可控制病情的发展。

（6）临床路径

询问病史：白内障发生时间。

体格检查：散瞳后以裂隙灯检查晶状体。

辅助检查：对于先天性白内障患儿应筛查尿中半乳糖，测定红细胞半乳糖 –1– 磷酸尿苷转移酶的活性、应用放射化学法可测定半乳糖激酶的活性。

处理：给予无乳糖和半乳糖饮食。

预防：无有效预防措施。

3. 手足搐搦性白内障

（1）概述

本病又称低钙性白内障，由血清钙过低引起。低钙患者常有手足搐搦，故称为手足搐搦性白内障。多由于先天性甲状旁腺功能不足，或甲状腺切除时误切了甲状旁腺，或因营养障碍，使血清钙过低。低钙增加了晶状体囊膜的渗透性，晶状体内电解质平衡失调，影响了晶状体代谢。

（2）临床表现

患者有手足搐搦、骨质软化和白内障三项典型改变。双眼晶状体前、后皮质内有辐射状或条纹状混浊，与囊膜间有透明带隔开。囊膜下可见红、绿或蓝色结晶微粒。混浊可逐渐发展至皮质深层。如果间歇发作低血钙，晶状体可有板层混浊，发展为全白内障或静止发展。

（3）诊断

有甲状腺手术史或营养障碍史，血钙过低，血磷升高，以及全身和眼部的临床表现可有助于诊断。

（4）鉴别诊断

根据晶状体的混浊形态和程度，及血钙过低的病史，可以鉴别诊断。

（5）治疗

给予足量的维生素 D、钙剂，纠正低血钙，有利于控制白内障发展。当白内障明显影响视力时可进行白内障摘除术。术前应纠正低血钙。术中容易出血，应当予以注意。

（6）临床路径

询问病史：有无甲状腺手术史或营养障碍史，有无手足搐搦史。

体格检查：散瞳后以裂隙灯检查晶状体。

辅助检查：检查血钙、血磷。

处理：给予足量的维生素 D、钙剂，有利于控制白内障发展。当白内障明显影响视力时应手术摘除白内障。

预防：有甲状腺手术时防止误切甲状旁腺。注意补充营养。

（五）并发性白内障

1. 概述

本病是指由眼部疾病引起的晶状体混浊。眼前、后段的许多疾病可引起眼内环境改变，由于眼部炎症或退行性病变，使晶状体营养或代谢发生障碍，而导致其混浊。常见于葡萄膜炎、视网膜色素变性、视网膜脱离、青光眼、眼内肿瘤、高度近视及低眼压等。

2. 临床表现

患者有原发病的表现，可为单眼或双眼发生。由眼前段疾病引起的并发性白内障多由前皮质开始。由眼后节疾病引起的并发性白内障先于晶状体后极部囊膜及囊膜下皮质出现颗粒状灰黄色混浊，形成较多空泡，逐渐向晶状体核中心部及周边部扩展，呈放射状，形成玫瑰花样混浊。继之向前皮质蔓延，逐渐使晶状体全混浊。以后水分吸收，囊膜增厚，晶状体皱缩，并有钙化等变化。由青光眼引起者多由前皮质和核开始。高度近视所致者多为核性白内障。

3. 诊断

根据晶状体混浊的形态、位置有助于诊断。正确地诊断原发病对于并发性白内障的诊断也至关重要。

4. 鉴别诊断

根据有无原发病，以及晶状体混浊的形态、部位和程度，可以鉴别诊断。

5. 治疗

积极治疗原发病。并发性白内障已影响工作和生活时，如果患眼光定位准确，红、绿色觉正常，可进行手术摘除白内障。对白内障摘除后是否植入人工晶状体应慎重考虑。各种炎症引起的并发性白内障对手术的反应不同，有的可引起严重的并发症，应根据原发病的种类，在眼部炎症很好控制以后，再考虑手术。

6. 临床路径

（1）询问病史

有无引起白内障的原发病。

（2）体格检查

散瞳后以裂隙灯检查晶状体。

（3）辅助检查

选择适当的辅助检查确定原发病，如怀疑视网膜脱离和眼内肿瘤时应进行眼部超声扫描。

（4）处理

术后局部或全身应用糖皮质激素的剂量比一般白内障术后大，使用的时间长。

（5）预防

治疗各种原发病。

（六）药物及中毒性白内障

1. 概述

长期应用或接触对晶状体有毒性作用的药物或化学物质可导致晶状体混浊，称为药物及中毒性白内障。容易引起晶状体混浊的药物有糖皮质激素、缩瞳剂、氯丙嗪等，化学物质有三硝基甲苯等。

2. 临床表现

（1）糖皮质激素所致的白内障

用药剂量越大和时间越久，发生白内障的可能性越大。开始时后囊膜下出现散在的点状和浅棕色的细条状混浊，并有彩色小点，逐渐向皮质发展。后囊膜下形成淡棕色的盘状混浊，其间有彩色小点和空泡，最后大部分皮质混浊。

（2）缩瞳剂所致的白内障

晶状体混浊位于前囊膜下，呈玫瑰花或苔藓状，有彩色反光。一般不影响视力，停药后可逐渐消失。有些病例发现过晚，混浊可扩散到后囊膜下和核，停药后混浊不易消失，但可停止发展。

（3）氯丙嗪所致的白内障

长期大量服用氯丙嗪后可对晶状体和角膜产生毒性作用。开始时晶状体表面有细点状混浊，瞳孔区色素沉着。以后细点混浊增多，前囊下出现排列成星状的大色素点，中央部较密集，并向外放射。重者中央部呈盘状或花瓣状混浊，并向皮质深部扩展。当前囊下出现星状大色素点时，角膜内皮和后弹力层有白色、黄色或褐色的色素沉着。

（4）三硝基甲苯所致的白内障

长期与三硝基甲苯接触有发生白内障的危险。首先晶状体周边部出现密集的小点混浊，以后逐渐进展为由尖端向着中央的楔形混浊连接成环形的混浊。环与晶状体赤道部有一窄的透明区。继之中央部出现小的环形混浊，大小与瞳孔相当。重者混浊致密，呈花瓣状或盘状，或发展为全白内障。

3. 诊断

根据药物和化学物质接触史，以及晶状体混浊的形态、位置等，可以作出诊断。

4. 鉴别诊断

根据药物和化学物质接触史，以及晶状体混浊的形态、位置等，可以鉴别诊断。

5. 治疗

停用药物，中止与化学药品的接触。当白内障严重到影响患者工作和生活时，可手术摘除白内障和植入人工晶状体。

6. 临床路径

（1）询问病史

有无药物或化学物质接触史。

（2）体格检查

散瞳后以裂隙灯检查晶状体。

（3）辅助检查

不需特殊的辅助检查。

（4）处理

停止接触药物和化学物质。当白内障影响患者工作和生活时，可手术摘除白内障。

（5）预防

应注意合理用药。如长期接触一些可能致白内障的药物和化学物质时，应定期检查晶状体。

（七）放射性白内障

1. 概述

因放射线，如红外线、电离辐射、微波所致的晶状体混浊称为放射性白内障。

2. 临床表现

（1）红外线所致白内障

多发生于玻璃厂和炼钢厂的工人。初期晶状体后皮质有空泡、点状和线状混浊，类似蜘蛛网状，有金黄色结晶样光泽，以后逐渐发展为盘状混浊，最后发展为全白内障。有时前囊膜下也有轻微混浊。

（2）电离辐射所致白内障

电离辐射的射线包括中子、X 线、γ 线及高能量的 β 线，照射晶状体后会导致白内障，发生白内障的潜伏期与放射剂量大小和年龄直接相关。剂量大、年龄小者潜伏期短。初期晶状体后囊膜下有空泡和灰白色颗粒状混浊，逐渐发展为环状混浊。前囊膜下皮质有点状、线状和羽毛状混浊，从前极向外放射。后期可有盘状及楔形混浊，最后形成全白内障。

（3）微波所致白内障

微波来源于太阳射线、宇宙射线和电视、雷达、微波炉等。大剂量的微波可产生类似于红外线的热作用。晶状体对微波敏感，因微波的剂量不同可对晶状体产生不同的损害，类似于红外线所致的白内障。晶状体出现皮质点状混浊、后囊膜下混浊和前皮质羽状混浊。

3. 诊断

根据长期接触放射线的病史，以及晶状体混浊形态、位置等，可作出诊断。

4. 鉴别诊断

根据放射线接触史，以及晶状体混浊的形态、位置等，可以鉴别诊断。

5. 治疗

当白内障影响患者工作和生活时，可手术摘除白内障和植入人工晶状体。

6. 临床路径

（1）询问病史

有无放射线接触史。

（2）体格检查

散瞳后以裂隙灯检查晶状体。

（3）辅助检查

不需特殊的辅助检查。

（4）处理

停止接触放射线。当白内障影响患者工作和生活时，可手术摘除白内障。

（5）预防

接触放射线时应佩戴防护眼镜。

（八）后发性白内障

1. 概述

后发性白内障是指白内障囊外摘除术后或外伤性白内障部分皮质吸收后所形成的晶状体后囊膜混浊。成人白内障囊外摘除术后该病的 3 年以上发生率为 30%～50%，儿童则接近 100%。

2. 临床表现

视物变形和视力下降。晶状体后囊膜出现厚薄不均的白色机化组织和 Elschnig 珠样小体。常伴有虹膜后粘连。影响视力的程度与晶状体后囊膜混浊程度和厚度有关。

3. 诊断

有白内障囊外摘除术或晶状体外伤史，以及晶状体后囊膜混浊，可以确诊。

4. 鉴别诊断

（1）手足搐搦性白内障

患者有手足搐搦、骨质软化和白内障三项典型改变。囊膜下可见无数白点或红色、绿色、蓝色微粒结晶分布于产前后皮质，晶状体混浊可呈现辐射状或条纹状，混浊区与晶状体囊之间有一透明边界，严重者可迅速形成晶状体全混浊。婴幼儿常有绕核型白内障。

（2）年龄相关性白内障

多见于 50 岁以上的中、老年人。常双眼患病，但发病有先后，严重程度也不一致。应在散大瞳孔后，以检眼镜或裂隙灯活体显微镜检查晶状体。根据晶状体混浊的形态和视力情况可以作出明确诊断。

5. 治疗

后发性白内障影响视力时，应以 Nd：YAG 激光将瞳孔区的晶状体后囊膜切开。如无条件施行激光治疗时，可进行手术将瞳孔区的晶状体后囊膜刺开或剪开。术后眼部滴用糖皮质激素或非甾体抗炎滴眼液，预防炎症反应，并注意观察眼压的变化。

6. 临床路径

（1）询问病史

有无白内障囊外摘除史。

（2）体格检查

散瞳后以裂隙灯检查瞳孔区。

（3）辅助检查

不需特殊的辅助检查。

（4）处理

以 Nd：YAG 激光或手术切开晶状体后囊膜。

（5）预防

白内障囊外摘除时应仔细清除晶状体皮质。

二、白内障手术操作

（一）白内障手术麻醉

选择麻醉方式前不仅应考虑安全性，还需考虑是否有利于术者操作。通常而言，通过控制全身麻醉患者的二氧化碳分压和呼吸频率能够有效软化眼球，保持术中眼球处于稳定状态。比如，外伤白内障合并晶状体脱位的单眼患者采用全身麻醉更为有利。同时，局部麻醉方便易行，对全身系统几乎无影响。

1. 局部麻醉

（1）球后阻滞麻醉

球后阻滞麻醉曾是眼科局部麻醉的标准方式，现已被更为安全的其他方式取代。球后阻滞麻醉所用的细长针头容易引发一系列潜在的严重并发症，包括球后出血、视神经损伤以及麻醉药物误注入脑膜腔内等，后者可以导致脑干麻醉甚至死亡。此外，眼球穿孔也时有发生。

通常，球后阻滞麻醉嘱患者直视正前方。患者取仰卧位，向上方注视已成为球后阻滞麻醉最为常用眼位，CT 扫描显示，此时视神经正处于针头行经路线。球后阻滞麻醉时，当进针超过前 1/3 眶深时，若自觉有轻微阻力提示针尖进入眶隔，此时将进针方向转至内上方进入脊椎并推注麻醉药物。

球后阻滞麻醉和球周麻醉的效果相似。鉴于前者的风险相对较高，应尽量减少使用，建议选用球周麻醉或 Tenon 囊下麻醉。

（2）表面麻醉

有学者认为能够在局部麻醉下完成手术的白内障患者同样耐受表面麻醉手术。研究显示，单独使用表面麻醉的患者术中常有不同程度的不适感，但 O'Brien 等认为，即便使用虹膜拉钩扩大瞳孔，表面麻醉的患者术中仍无明显不适。白内障手术可以单独使用表面麻醉，也可与前房内注射无防腐剂的利多卡因联合使用。部分学者建议使用 0.5% 或 1% 利多卡因前房内注射麻醉，但其对角膜内皮细胞的潜在毒性作用至今尚未得到远期研究结果。前房内注射利多卡因可以提供良好的镇痛效果，尤其在行虹膜操作或改变前房压力时。用于表面麻醉的药物包括丙美卡因、奥布卡因和丁卡因等，丁卡因偶引起角膜上皮混浊。通常表面麻醉药物不影响眼球运动，术中可以嘱患者向所需方向转动眼球，但在行某些重要操作时患者眼球自主转动常影响术中操作。若仅使用表面麻醉，术中应将显微镜光线强度尽可能调低，以免患者产生明显的畏光反应。

（3）球周阻滞麻醉

球周阻滞麻醉使用长约 25 mm 的 25 G 针头将 2% 利多卡因或 0.5% 丁哌卡因注射至球周组织。进针时患者眼球保持原在位，进针后回抽注射器确保针头未刺入血管。注射麻醉药物前嘱患者轻轻向左或向右转动眼球以确保无眼球运动障碍。研究显示，丁哌卡因对眼外肌有毒性作用，鉴于此，部分术者仅使用 2% 利多卡因，至于是否联合使用透明质酸酶尚存争议，透明质酸酶有助于药物弥散，但许多术者并未使用。尽管透明质酸酶对麻醉效果并无太大影响，但该药可以预防复视的发生。通常，球周阻滞麻醉所用药物剂量为 2 ~ 5 mL，由于球周注射可能使球后压力上升并导致一系列术中并发症，所以应避免用药过量。

球周阻滞麻醉的要点包括：①使患者保持舒适，必要时将药物温度提高至体温水平。②应使用等渗药液（现有等渗利多卡因溶液）。③药物应缓慢推注。

（4）Tenon 囊下注射麻醉

近年来，Tenon 囊下注射麻醉已得到广泛应用，尽管这种麻醉方式镇痛效果不如球周麻醉，但其麻醉效果仍颇为良好。由于避免使用尖锐的针头，其安全性更佳。此外，麻醉药物的剂量仅需 1 mL。由于睫状神经节与 Tenon 囊毗邻，注药后可以迅速达到良好的麻醉效果。若大剂量（10 ~ 15 mL）使用麻醉药物，则能使眼球良好固定。对于接受抗凝治疗或高度近视的患者，穿刺注药的风险较大，Tenon 囊下麻醉不失为一种很好的选择。在眼球鼻下象限行 Tenon 囊下注射，首先打开球结膜和 Tenon 囊，钝性分离暴露巩膜，用钝性针头在 Tenon 囊下灌注麻醉药物。起初注药时常有阻力,将针头回退 1 mm 后重新进入注药,此时药物扩散相对容易。

球周麻醉中使用 Honan 球按压眼球。通常使用 1 ~ 2 mL 麻醉药物(2% 利多卡因)即可产生良好的麻醉效果。若需要眼球固定,则所需药物剂量(4 ~ 5 mL)较大并需等待 10 ~ 15 min。至于不同麻醉药物的作用如何,Koh 和 Cammack 等研究显示,罗哌卡因与利多卡因和丁哌卡因混合液的作用并无差异。

(5)前房麻醉

前房麻醉药物通常加至黏弹剂或平衡盐溶液中,可以为虹膜提供必要的麻醉。Poyales-Galan 和 Pirazzoli 等研究发现,与其他未使用黏弹剂的麻醉药物相比,0.3% 透明质酸钠和 2% 利多卡因混合物并未引起新的毒性作用或使角膜内皮细胞损伤加重。迄今为止,尚无 2% 利多卡因前房注射麻醉的长期研究结果的报道,尽管其有效性已得到证实,但其眼内用药的安全性仍需进一步研究。

对于注射麻醉而言,术中实时监测患者的心电图、血氧饱和度以及开放静脉通道都是十分必要的措施。此外,术中还应常规监测血压。尽管术中监护可能会使部分患者不安,然而详细的解释和沟通可以减少患者的恐惧感。

静脉滴注 1 ~ 2 mg 咪达唑仑可以缓解患者的焦虑,对于不能完全配合局部麻醉且全身麻醉风险较大的痴呆患者,镇静药物也有所帮助。若镇静药物使用过少,术中患者突然苏醒则易发生危险。鉴于此,通常需要一名有经验的麻醉师掌握镇静药物的使用剂量。值得注意的是,药物过量也会造成气道阻塞。麻醉师必须谨慎用药,悉心监护。

2. 全身麻醉

近年来,短效麻醉药物和喉罩的使用使门诊全身麻醉手术成为可能。常用药物包括短效肌松剂(如阿曲库铵和维库溴铵)、短效阿片类镇痛剂(如芬太尼)、短效麻醉诱导剂(如丙泊酚)等。总之,应确保患者在手术当日能够清醒地回家。此外,还可使用七氟烷吸入麻醉,该药起效和消散均很快,这使患者全身麻醉后可快速苏醒。就患者而言,全身麻醉的主要优点是全身完全麻醉且对手术过程无任何记忆。对于难以沟通或高度不配合的患者,局部麻醉不便于手术进行,全身麻醉则可以完全克服上述困难。对术者而言,全身麻醉可以更好地控制眼内压,使高通气状态下患者脉络膜血流减少,眼压下降。此外,术中可以确保患者肢体和眼位制动。

全身麻醉的潜在并发症众多但鲜有发生。上述短效麻醉药物的使用将使门诊全身麻醉手术成为许多患者的选择。

(二)术前准备

白内障手术患者应提前数小时进入手术室以便术前准备。术前核对单包括患者的详细信息、术式、眼别和手术知情同意书。术前还需确认即将采用的麻醉方式,即便整个核对过程快速但仍应逐项进行。若为全身麻醉，则需确认患者是否已禁食。此外，应预估每位患者的大致手术时间，以便患者术前排空膀胱。据统计，术中尿急是患者和术者感觉不适的最常见原因。此外，应给术眼散瞳。若医院有术前标记术眼的要求，则应选用合适记号笔完成。

多数白内障患者可以自行步入手术室。许多医院的门诊手术患者甚至不需要更换外衣。若患者未更换手术鞋则应使用鞋套。对于年老或全身情况不佳的患者，使用轮椅或电动推床转送非常便利。若为儿童患者，至少请一名家人护送孩子进入麻醉室。进入麻醉室后，再次核对各项内容。手术室的医护人员应与病房医护人员一样了解每位患者的具体情况和手术类型。核对完毕，使用 5% 复方碘溶液冲洗术眼结膜囊并为患者做好麻醉准备。一旦患者进入手术室，他们应舒适地躺在电动推床或手术台上。在患者膝盖下方放置一枕头可使其感觉更为舒适。局部麻醉成功后，手术助手应在手术台上放置好将面部手术巾撑开的装置，同时确认可在铺巾下方向患者输供氧气。术中让一名助手握住患者的手不仅可以了解患者状况，同时也便于患者与术者沟通。指导患者在感觉不适或希望与术者交流时握紧助手的手。有些术者术中希望患者讲话，另一些术者则相反。不论何种情况，握住患者手的助手可以随时了解患者的状况预先发现一些术者尚未发现的问题。

1. 术前评估

术前病史采集对于确定患者视力损失的原因和程度，以及判断导致视觉障碍的病因至关重要。患者只有在清楚了解上述问题的基础上，才能对即将施行的白内障手术预后有一个更为客观的期望。需要强调的是，术前还需弄清哪些症状是或并非白内障所致。视觉质量是一个很重要的概念，多项研究显示仅以 Snellen 视力作为白内障手术的评估指标远远不够。现如今更应重视患者的主观感觉，并据此判断手术预后，特别在使用新型人工晶状体时，这种理念更应广为使用。对于年轻患者而言，尤应提醒他们术后可能出现的异常闪光感和夜视不佳等问题，如眩光和光晕等。

病史采集有助于术者寻找发生白内障的病因，比如，外伤可以导致白内障，进一步了解外伤史有助于术者预见术中晶状体悬韧带断裂或玻璃体逸出的发生率，以便术前做好应对措施。眼部检查时，有外伤史者应行前房角镜检查以便排除房角后退；虹膜震颤提示晶状体悬韧带松弛或断裂；若外伤后形成致密白内障，则需 B 超检查视网膜。其实，任一种白内障术前均应常规使用 B 超检查视网膜。

2. 散瞳

散瞳后的瞳孔大小可以预测白内障手术的难易。比如，瞳孔难以散大的患者可能需要经验更为丰富的手术医生。此外，也不能忽视眼睑和眼眶的评估，对伴有睑裂狭窄的内陷眼球，同样需要具有一定手术经验的手术医生。

通常，术者根据经验决定所用散瞳药物。尽管 2.5% 和 10% 的肾上腺素均可获得良好的散瞳作用，Duffin 等研究显示，对白内障囊外摘除术而言，10% 肾上腺素溶液维持瞳孔散大的作用较 2.5% 肾上腺素溶液更为有效。进一步研究发现，晶状体核娩出后，使用高浓度肾上腺素者的瞳孔大小较低浓度者大 57%，这在深色虹膜患者中最为明显，中度者次之，浅色虹膜者差别最小。两种不同浓度的肾上腺素对血压的影响差异无统计学意义。尽管该研究采用的是囊外摘除术，主要用于外伤尤其虹膜损伤严重的患者，但若术者经验不甚丰富，手术时间较长，则更应关注术中瞳孔的变化。

白内障手术通常采用复方托吡卡胺滴眼液（含 0.5% 的托吡卡胺和 0.5% 的盐酸去氧肾上腺素）。进入手术室前应检查瞳孔大小，一旦发现瞳孔散大不良，应立即告知术者以便提前做好应对措施，比如，虹膜后粘连的患者术前应备好虹膜拉钩以便术中扩大瞳孔。

3. 手术野准备

10% 聚维酮碘溶液清洁术眼周围皮肤。将睫毛和睑缘固定于手术野外是预防结膜囊微生物进入前房的重要手段。术者可以采用多种手法放置粘贴巾。借助细圆柱状器具，如棉签或注射器针套向外翻卷上睑和睫毛。另一种方法是嘱患者向上看，将粘贴巾的粘面对半折叠，使用粘贴巾自身黏性向上牵拉固定上睑睫毛，展开折叠部分后使用同样方法固定下睑睫毛。然后沿睑裂水平剪开粘贴巾，也可在内眦上下剪开粘贴巾，然后将粘贴巾向内反转包裹上下睑缘并延伸至上下穹隆结膜。由于眼睑并未麻醉，开睑器顶着眼睑可能会给患者带来少许不适，必要时术前提醒患者，否则术中患者会因此对疼痛非常敏感。

铺巾开睑后，将手术显微镜调整就位。术者调整座椅以适合显微镜高度。然后调节手术台高度以适合术者坐高。理想状况下，术者操作时双肘约呈 90°，双脚分别舒适地置于显微镜和超声乳化仪脚踏。若在颞侧角膜缘作手术切口，则术者坐于患者侧面。部分手术台或电动推床不能采取这种坐姿，购买时应充分考虑此点。接着检查显示屏上图像是否居中，焦距是否合适，若需要录像，检查录像系统是否开启。手术开始前再次确认患者是否舒适，手术团队各位成员是否就位。

采用细圆柱状器具，如棉签或注射器针套向外翻卷上睑和睫毛的理想状况下，术者操作时双肘约呈 90°，双脚分别舒适地置于显微镜和超声乳化仪脚踏，调整手术床高度，使术者在整个手术过程中保持舒适。

（三）切口位置和构建

医生在操作前，需审慎考虑白内障手术切口的位置和构建。随着折叠式人工晶状体的出现，白内障超声乳化术的切口可小至 3 mm，术后散光几乎可以忽略。若切口位置和（或）构建不当则可能导致严重散光、切口不稳定甚至并发感染。

切口位置与诸多因素有关。通常切口距光轴越远，所致散光越小；位于角膜陡峭子午线的切口可以使其趋于扁平，减少术前散光，与此同时，还可使角膜变为球面。由于多焦人工晶状体更多依赖于角膜的球形规则度，在植入多焦人工晶状体时切口位置的选择显得尤为重要。影响切口位置的另一重要因素是术前合并其他眼部疾病，比如青光眼拟行滤过手术，制作切口时不应累及上穹隆结膜。此外，还应考虑术者用手习惯。为了避免手术源性散光与术前散光叠加，有时也需改变切口位置。

1. 巩膜隧道切口

基于切口距眼光学中心越远，所致散光越小的原理，巩膜隧道切口具有明显的优势。传统的巩膜隧道切口包含三个平面和两个步骤，切口非常稳定。

从术野和侧面显示显微镜下制作巩膜隧道切口的步骤如下。首先自角膜缘向后分离球结膜，用 15° 穿刺刀作一 1/3 巩膜厚度的切口。然后用月形刀作一与巩膜板层平行、1/3 巩膜厚度的隧道切口直至透明角膜缘前 1 mm。切口的第三平面和第二步使用同样宽度的穿刺刀完成，操作时将穿刺刀平行于巩膜表面进入能够自闭的巩膜切口，然后稍提起刀刃根部，使其平行于虹膜平面进入前房。值得注意的是，刀的宽度应确保巩膜隧道切口足以能容纳超声乳化针头和输液套管。穿刺刀应与超声乳化针头及输液套管匹配，以确保输液套管保持相对水密以及超声乳化针头在眼内操作便利。若切口不够宽，输液套管周围的压力将阻碍灌注液流入眼内，最终影响超声乳化时超声针头的冷却。通常在角膜缘后 2 mm 作巩膜隧道切口，切口末端在显微镜下呈方形，这样的隧道切口便于超声乳化针头进入眼内并具有良好的可操作性，研究显示角膜内皮细胞损伤也能降至最小。此外，这种三个平面、两个步骤的手术切口非常稳定且容易自闭。

手术结束后将结膜复位于巩膜隧道切口表面并用 8-0 可吸收线缝合。部分术者采用球结膜下注射复位球结膜，但这样会使结膜瓣移位，患者常感不适。由于巩膜隧道切口的角膜内皮细胞丢失相对较少，角膜内皮细胞功能差的患者如 Fuchs 内皮细胞营养不良可以采用巩膜隧道切口。此外，巩膜隧道切口的白内障手术也可联合青光眼小梁切除术。尽管最初研究显示无须缝合的白内障超声乳化术联合小梁切除术很有前景，但越来越多的证据显示，这种联合手术降眼压的效果较单独青光眼手术差。

2. 透明角膜切口

上述同样方法适用于透明角膜切口制作，该切口位于角膜缘内，隧道较短，通常长度为 1~2 mm。若隧道过长，不仅撕囊时会影响隧道切口下方囊膜的操作，而且超声乳化手柄进入眼内的角度更为倾斜，这势必将使灌注套管受限，最终导致切口灼伤。为了确保灌注套管孔位于前房内以提供灌注，超声乳化针头必须经一个较长的角膜隧道进入眼内，此时超声乳化针头在眼内位置已经越过一半以上的晶状体核。鉴于此，透明角膜隧道应稍短为宜。

采用与巩膜隧道切口同样的操作步骤作透明角膜切口，但多数术者并不作正规的隧道结构，而仅用线状刀在角膜基质层做一小的、不完全的隧道，然后改变刀的方向穿刺进入前房。其实，另一种方法是作一种"一步两平面切口"，操作时直接将线状刀平行于角膜表面穿入角膜基质层 1 mm，然后将刀的根部上提改变方向，使其平行于虹膜平面穿刺进入前房。这种切口能够保持切口水密且同样稳定。值得注意的是，切记不改变切口平面直接将线状刀穿刺进入角膜和前房仅作一向前倾斜的切口，这种切口不仅渗漏房水而且极不稳定，尤其在需要扩大切口植入人工晶状体时更为不利。对伴有青光眼滤过泡的患者而言，由于巩膜切口受限，白内障手术时应选择角膜切口。

鉴于角膜呈横椭圆形，其水平径大于垂直径，部分术者选择颞侧透明角膜切口。显然，颞侧透明角膜切口较上方切口远离光学中心，对于眼窝凹陷的患者而言，颞侧透明角膜切口能够更为顺利地进入前房，但角膜切口，尤其颞侧角膜切口增加了眼内炎的风险。

就实际操作而言，任一部位的透明角膜切口都需扩大后才能植入人工晶状体。然而，切口扩大的范围难以度量，有时甚至超过预期，导致切口不稳定。尤其颞侧透明角膜切口，因其位于睑裂水平，容易发生切口裂开且揉眼时泪液成分易被吸入眼内。尽管这些因素的影响尚无理论支持，但在选择切口位置和大小时仍应认真考虑，Taban 等研究证实确有眼表液体进入眼内。

3. 扩大切口

植入人工晶状体时需要扩大切口。扩大时应尽可能接近最初切口平面，大小应符合人工晶状体植入需要并确保精确性。操作时使用 15° 穿刺刀或线状刀，将刀的切缘对准切口一侧，向前房中央轻柔用力，注意保持用力稳定和一致。

4. 散光效应

散光漏斗，即任一平行切口产生的散光度相等。当切口长度相等时，周边切口所致散光度较小，即产生同样大小的散光度，巩膜切口较角膜切口更宽。值得注意的是，所有切口大小都准确测量，但在扩大切口植入人工晶状体时，切口扩大范围均基于术者判断而非测量结果，此外，不同患者之间存在个体差异，有可能产生较预期更大的散光。

术前角膜曲率检查测量角膜相关参数将为术中矫正散光提供信息。更为重要的是，角膜曲率检查有助于指导术者选择切口位置以避免手术源性散光。多数患者随着年龄增长产生逆规性散光，这意味着角膜水平子午线更加陡峭，因此颞侧透明角膜切口能够减少术前散光。若忽略此点，选择在上方作切口，手术有可能引入 1 ~ 2 D 的散光，加上术前原已存在的逆规性散光，术后散光将高达为 4 ~ 5 D。这种高度散光难以处理，可能需行角膜切开术矫正。

术前设计对避免手术源性散光至关重要。显然，并非所有患者都适合同样的切口位置和大小。术中应根据患者情况，选择颞侧或上方切口，巩膜或角膜切口。白内障手术医生应学习各种切口技术，尽可能采用小切口，使患者受益最大。

若切口扩大至 4 mm 以上，则可能导致切口不稳定，此时需采用"8"字缝合法关闭切口。自切口深层进针，从对侧缘出针，打结后将线结埋入切口内。若切口存在热灼伤，由于灼伤可致组织皱缩，切口前后唇分离，若强行将切口两侧对合将会导致角膜曲率和陡峭经线显著变化，此时不必对合切口边缘，仅在前后方向关闭切口，否则会产生大度数散光。

若切口相对稳定，水化切口即可确保水密状态，将患者从手术台送至恢复区。

5. 侧切口

15°刀做足够大的侧切口以确保辅助器械顺利进入前房。具体操作时可以选择在便于超声乳化手柄和辅助器械进入前房的位置分别作主切口和侧切口，操作时用有齿镊固定主切口切缘，在角膜缘作侧切口，15°刀的方向应平行于虹膜平面，切口应足够小以保持自闭。在灌注－抽吸时若采用双腔套管吸除软化的晶状体皮质，则应扩大侧切口。若手术开始前即扩大侧切口，房水会从较大的侧切口溢出前房，造成前房不稳定。侧切口的位置选择同样重要，比如在主切口旁作侧切口便于撕囊；在角巩膜缘作侧切口同样具有优势，因为通过角巩膜缘血管弓少量出血可以清楚标示侧切口位置。另外，可以用甲紫标记侧切口位置，也可用甲紫标记穿刺口位置，以便术中使用虹膜拉钩。

（四）黏弹剂

顾名思义，黏弹剂应同时具有黏性和弹性。真正的黏弹剂还具有假可塑性，即随着流动速度加快，其黏度会发生相应改变。若将高黏性黏弹剂注入细小针管中，推注针管使黏弹剂快速运动时，其剪切力和黏性均显著下降。目前，黏弹剂已成为眼科手术必不可少的材料，其用途包括术中推移眼内组织，允许手术器械在前房内自由移动，维持前房空间，在某些病例中还有止血功能等。此外，黏弹剂最重要功能是保护角膜内皮细胞。早期研究显示，白内障囊外摘除术中使用黏弹剂可以减少角膜内皮细胞的丢失。

1. 黏弹剂的种类

黏弹剂大体分为弥散型、内聚型和黏适应型三种，其功能特性与分子大小、分子所携带的负电荷以及分子三级结构的折叠有关。手术常用黏弹剂包括两种天然物质，即透明质酸钠和硫酸软骨素。此外，植物来源的羟丙基甲基纤维素也可使用，但与前两种物质相比，其假塑性更低。研究显示，角膜内皮细胞存在透明质酸结合位点。有学者推测，透明质酸钠可以与角膜内皮细胞上这些位点结合，结合所形成的生物层一直持续至术后，保护细胞免受炎症反应攻击。

（1）弥散型黏弹剂

弥散型黏弹剂，顾名思义，其分子更易弥散，黏度较低。由于分子不易黏聚，这类黏弹剂不易从眼内清除，但这类黏弹剂能够涂布在器械表面，有效地保护角膜内皮细胞。弥散型黏弹剂有由透明质酸钠和硫酸软骨素组成的 Viscoat；主要成分是羟丙基甲基纤维素的 Occucoat 等。这两种黏弹剂的静止黏滞力均较低。

（2）内聚型黏弹剂

包括 Healon，ProVisc 和 HealonGV 等，该型黏弹剂的静息剪切率均大于 10 万。该型黏弹剂能够很好地形成和维持手术空间。由于分子黏聚，其相对容易清除。

（3）黏适应型黏弹剂

近年来开发的 Healon5 的相对分子质量为 500 万，其三级结构决定其特性介于弥散型及内聚型之间。该型黏弹剂在维持手术空间、操作安全性等方面优势显著。由于每一分子可以分成若干个内聚元素，所以能够安全地彻底清除。清除这种物质的技术称为"摇滚"技术，操作时可以将灌注－抽吸针头自眼内一侧移至另一侧清除。

2. 黏弹剂在白内障手术中的应用

白内障手术中常需要使用一些高假可塑性的黏弹剂。首先是撕囊，能否顺利安全地撕囊，稳定和相对较深的前房至关重要。此外，植入人工晶状体时同样需要前房相对较深，以维持手术空间，植入折叠式人工晶状体时不致损伤角膜内皮细胞。

充分清除黏弹剂能够有效地预防术后高眼压及其他并发症，如术后囊袋扩张致近视性改变或急性闭角型青光眼发作。人工晶状体植入后需用注吸针头彻底清除囊袋内的黏弹剂。术中还可用羟丙基甲基纤维素涂布于角膜表面，尤其术中无手术助手湿润角膜时，羟丙基甲基纤维素可以提供一个光滑、稳定的光学表面。

3. 总结

黏弹剂是眼科手术必不可少的材料，它使眼内手术更为安全、简便。初学白内障手术时应常规使用，它可以为初学者提供一个相对安全的眼内环境，避免一定的手术意外，但手术结束时应彻底清除眼内黏弹剂。

（五）撕囊及囊膜相关并发症

1. 撕囊

（1）背景

连续环形撕囊术（CCC），由 Neuhann 和 Gimbel 发明，最初用于超声乳化术，但现已被广为使用，在发展中国家非超声乳化无缝合白内障手术同样采用连续环形撕囊术。迄今为止，尚无其他方法能够在晶状体前囊膜制作如此安全、有弹性的开口。

连续环形撕囊术的理论简单，但很多富有经验的白内障手术医生依然认为成功撕囊是超声乳化术最具挑战性的重要步骤。连续环形撕囊术的出现使安全的囊袋内超声乳化成为可能。

缩写的"3C"代表撕囊术的三项基本技术：即撕囊口呈圆形、居中以及大小合适。

（2）器械

最初连续环形撕囊术采用的显微手术器械为弯折的皮下针。尽管皮下针有其局限性，至今仍有很多白内障手术医生首选自制或预制截囊针撕囊。由于 27 号针过于柔软难以控制操作，多数术者使用 25 号针。截囊针具有下列优点，即体积小，便于操作，价格便宜且无须维修，从侧切口进入眼内不会导致切口变形，很少因黏弹剂溢出导致前房消失。截囊针的唯一缺点是操作时需向下按压前囊膜才能获得足够大的牵引力。

另一种常用器械是 Utrata 撕囊镊或非交叉撕囊镊（用力方向与镊子尖端咬合运动方向相同）。这种撕囊镊可以向任一方向施加牵引力，该发明具有重要的临床意义。早期撕囊镊相对粗糙，容易导致切口裂开，前房消失，并影响镊子尖端下方囊膜的操作。经过改进后，撕囊镊更为精细，其制作工艺有了明显进步。这种撕囊镊本身的运动方式存在固有的局限性。撕囊镊两端呈张开状且较尖端咬合部分大，往往容易导致切口张开及变形。

鉴于此，剪刀运动或交叉撕囊镊应运而生（用力方向与镊子尖端咬合运动方向相反），这种撕囊镊具有更细的叶片和精确角度的咬合齿。交叉运动可以更为准确地控制镊子开合，撕囊镊中小尺寸的铰链显著减少了切口张开的发生率。由于镊子尖端角度非常平缓，更加有利于清晰观察囊膜。

多年来，玻璃体视网膜手术医生常规使用同轴眼内镊，采用双手微切口超声乳化的手术医生受此启发，尝试使用同轴撕囊镊取代截囊针。经过不断改进，同轴撕囊镊的控制性和可操作性均颇为理想，但其价格昂贵，术后需仔细清洗和维护，否则残留的黏弹剂在高压灭菌后会损坏撕囊镊。

此外，值得一提的还有 Kloti 射频撕囊仪。对无红光反射或反射较弱的成人白内障和囊膜坚韧的婴幼儿白内障而言，可选择这种撕囊镊，但容易使囊膜边缘变脆且易于裂开，现在多采用囊膜染色剂辅助撕囊。

2. 撕囊技术

超声乳化术的每一步骤都有风险，撕囊尤其如此。白内障手术医生需关注撕囊术的每一个细节，因为任一失误都将导致严重并发症的发生。

（1）准备

撕囊前必须做好充分准备。最重要的准备阶段往往因术者急于开始手术而忽视。对于初学者而言，首先应选择相对容易的病例，比如眼眶较浅、眼睑易于撑开、眼球运动自如、麻醉良好、角膜透明、前房深、瞳孔充分散大、红光反射清晰的病例。选择这样的病例意味着手术有了良好开端。

然后，调整患者体位确保其舒适，同轴照明良好，术者操作便利。术前首先用甲基纤维素均匀涂布角膜表面以提高术野清晰度，术中偶需再次涂布。

接着制作切口。通常仅需做一个侧切口，但两个侧切口更加便于手术操作。术中可以在主切口两侧各做一侧切口，两侧切口夹角呈 90°～120°。截囊针可以自任一侧切口进入眼内。术中根据所需使用已做好的侧切口。

若选择上方切口，术前应检查开睑器位置是否合适，避免显微镊和缝针等器械进出眼内时碰及开睑器的上方叶片。内眼操作前，应将上述工作准备就绪。

内眼操作首先使用黏弹剂充填前房。推注黏弹剂的力量应保持匀速，而非"不连续""蠕虫样"以免前房留下空隙。由于撕囊时能够很好地维持前房空间,多数术者采用内聚型黏弹剂。比如,内聚型黏弹剂 Healon5 能够提供非常稳定的前房空间,但彻底清除 Healon5 稍显不便。对多数患者而言,Healon5 并非必需,但对某些复杂性白内障病例,如浅前房、小瞳孔、膨胀型白内障等而言,术中使用 Healon5 将使手术操作更为便利。

由于黏弹剂能够维持前房压力,在眼内可以抵抗玻璃体腔压力以免晶状体前移。研究显示,晶状体囊膜具有弹性,经由悬韧带附着于赤道部,晶状体位置前移将使悬韧带紧张,晶状体前囊膜遭受额外的张力。

若在晶状体前囊膜高度紧张状态下撕囊,囊膜将随着张力方向向赤道部撕裂。一旦前房注入黏弹剂,晶状体后移,前囊膜变得更为平坦,其表面张力得以中和并相应减少囊膜滑向赤道部的趋势。鉴于此,整个撕囊过程中应始终保持前房充填黏弹剂,任何部位的前房消失意味着晶状体前移,撕囊时囊膜可能滑向赤道部。由此可见,撕囊中最为关键的要点是黏弹剂充满前房。

(2)撕囊

调整手术显微镜倍率使角膜占据 1/2 ~ 2/3 术野,并将光线聚焦于前囊膜表面开始撕囊。首先是破囊。破囊的方法很多,可以用角膜刀(主切口完成后直接刺破前囊)截囊针,撕囊镊的尖端等。不管采用何种方法,其目的就是在近中心前囊膜处开一小口,然后将撕囊口转换成囊膜瓣。具体操作可以将前囊膜向前推制成三角形囊膜瓣,或将囊口放射状延伸后将其提起,改变囊口走向制成圆弧形瓣。

成功制成囊膜瓣后,将其翻转并抓住囊膜瓣顶端游离缘,操作时尽可能使囊膜面保持平坦,使撕囊口平行于瞳孔缘。

对于初学者而言,撕开一小段囊膜后,应重新抓住囊膜瓣顶点,不断接力撕开前囊膜。最初可能需要更换 8 个或更多接力点,但当积累一定经验后,可以减少至 3 个或 4 个。为了避免切口变形或手术操作导致意外眼球运动,初学者应将手术器械"悬浮"于切口,并据此寻找支点操作器械。

确保撕囊沿着预期轨迹行进的力量包括两部分:向心力及圆周力。值得注意的是,随着撕囊的进行,向中心施加的牵引力应逐渐增大,撕囊即将完成时,几乎所有的力量完全是向心力。尽管只有部分手术医生能够直观理解这种力的矢量分解,但每位术者都应掌握。理论学习中力的矢量分解相对简便,但在操作中更应对此有所了解。此外,还需注意的是,切线方向的撕囊力并无相反作用力,撕囊应完全在直视下完成。

如果能够成功地撕囊,撕囊口距瞳孔缘有一定距离且与其平行,提示撕囊"3C"原则中的二项即居中和圆形已经实现,但第 3 个 C 的即合适大小的囊口并无统一标准,对术者而言,难以做到的是自始至终保持囊口大小一致。尚无术者会采用统一模板控制撕囊大小。

初学者往往过分专注于避免撕囊失败而忽略控制撕囊的大小。多数情况因为担心囊口向周边裂开而致撕囊过小。成功控制撕囊大小需有足够的自信和技术。若撕囊目标是直径 5 mm，则直径为 5.5 mm 的人工晶状体边缘会覆盖 0.25 mm 囊膜；同样直径为 6 mm 的人工晶状体边缘会覆盖 0.5 mm 囊膜。通常直径 4 mm 是撕囊大小的最低界限，若直径＜ 4 mm，则囊膜阻滞，边缘囊膜裂开和术后前囊膜收缩包裹人工晶状体等并发症的发生率明显增加。近年来，人工晶状体的设计有了长足进步，比如人工晶状体后表面边缘直角方边设计联合赤道部覆盖前囊膜的设计，可以提供一机械屏障阻止后囊膜晶状体上皮细胞向中心部迁移，相应减少后发性白内障的发生率。

切口下前囊膜的处理。由于切口变形、操作不便和手术器械遮挡视线，切口下方的撕囊最难控制。通常开始撕囊的前 90° 范围的操作最为简便。有术者主张首先从切口下方开始撕囊，把最困难的部分变为最易操作。临床实践中许多术者从主切口对侧或侧方开始撕囊，往往给后期操作带来不便。

撕囊镊有助于完成切口下方的撕囊，有效提高撕囊成功率并相应减少术者的压力。通常采用的方法是逆时针撕囊法。其操作原则是采取可控制的、连续撕开切口下方的囊膜，由于撕囊镊接力时最易失去控制，操作时不能松开或重新抓取囊膜瓣。当到达切口左侧边缘后停止撕囊，用撕囊镊抓住囊膜瓣最周边的游离缘，向切口右侧滑行并横跨整个切口宽度。以切口右侧边缘作为支点，顺时针旋转撕囊镊，向中央和切线方向扩大撕囊口。撕囊镊的所有动作可以分解成三个步骤，即直接横跨整个切口宽度，选择支点顺时针扩大撕囊口，继续环形撕囊。

若术中遇到困难，难以控制切口下方的撕膜，则暂停操作通过侧切口向前房填充黏弹剂，可见术野更为清晰。当瓣膜瓣过长或因黏弹剂作用嵌至隧道切口时，同样可以从侧切口注入黏弹剂恢复嵌顿的囊膜。若囊膜瓣难以回复影响手术顺利进行，则剪除游离的囊膜。

3. 囊膜及其并发症

首先需要讨论的并发症是囊膜向周边撕裂，其发生率低于 1%。研究显示，成人前囊膜厚度为 10 ~ 15 μm，随着年龄增长，其弹性降低，但该并发症的发生率并未随年龄增高。应对该并发症的最佳策略是预防，当其不可避免发生时，处理该并发症的首要目标是控制损伤进一步加重。

首先术者应清晰认识导致囊膜向周边撕裂发生的危险因素，为预防、诊断和处理该并发症做好准备。最常见危险因素是由于黏弹剂流失导致前房变浅。这种情况术中常易忽略，这是因为其缓慢发生；少量黏弹剂丢失即导致前房变浅；术者仅专注于撕囊器械的操作；整个撕囊过程应始终保持前房充填，白内障手术医生必须掌握该原则。一旦出现并发症可能，应立即正确处理。每撕囊 90° ~ 120° 采用黏弹剂常规充填前房，手术训练早期养成该习惯可将囊膜撕裂的风险降至最低。

若对症处理后前房依然塌陷，则需排除其他原因，通常多见于眼球外部压力升高。如开睑器(尤其采用不可调节宽边钢制开睑器)。处理方法为松解开睑器或更换可调节开睑器；表面麻醉或小睑裂致使眼睑过度紧张；局部麻醉致眶压增高。

此外，还需注意一些少见的原因，如球后出血和脉络膜上腔出血可以导致持续加重和顽固的浅前房。有时尽管前房很深，若囊膜瓣被拉向上方角膜仍可能发生周边囊膜撕裂。使用撕囊镊可以产生垂直方向牵引力，适当应用该力量可以增大撕囊直径；若应用不当，囊膜将不可避免地向赤道部撕裂。为了避免此并发症，首先，连续撕囊时应始终保持囊膜瓣翻转折叠并紧贴其下方前囊膜（前囊膜必须平伏）。其次，尽可能抓住撕开囊膜的边缘，这将便于控制撕囊方向。当然，顺利完成该操作有赖于不断接力才能实现，每次操作时仅撕开一小片段前囊膜，不断调整囊膜镊夹持的部位。

如何处理囊膜向周边撕裂在撕囊过程中至关重要，掌握下列原则有助于避免损伤进一步加重。最为重要的是，一旦出现囊膜向周边撕裂的最早征象，术者应保持镇定，暂停手术操作，用黏弹剂充填前房。总体而言，只要能及时发现征象、立即停止手术操作并且正确处置，多能避免出现后续的一系列手术并发症，且手术预后仍相对理想。

充分填充前房后，术者应冷静评估周边囊膜的撕裂程度。颇为理想的是，囊膜周边撕裂尚不太严重，通过加深前房、充分散大瞳孔能够看清撕裂囊膜的边缘，此时术者重新调整撕囊方向即可。术后即便撕囊的外观不够完美（呈梨形或钥匙孔形），但手术预后并不受影响。

若囊膜撕裂非常迅速，当松开瓣膜瓣时撕裂已达悬韧带，此时重新修正撕囊方向将十分困难。由于正常撕囊边缘距晶状体悬韧带附着处并不远，囊膜周边撕裂非常容易累及晶状体悬韧带的前囊膜附着区。透明晶状体的直径大约是 10.5 mm，晶状体悬韧带的前囊膜附着区一直延伸至赤道内 2.5 mm。为了确保撕囊位于前囊中央的无悬韧带区，其安全直径仅 5.5 mm，而通常白内障手术的撕囊直径应为 5 mm，由此可见，囊膜周边撕裂特别容易累及晶状体悬韧带，常规撕囊却很少进入晶状体悬韧带前囊到附着区。

处理囊膜周边撕裂需要十分小心，术者不应强行操作。无论出现何种情况，术中应时刻注意操作安全。多数术者选择在撕裂囊膜对侧作一放射状囊膜切开，以缓解囊膜撕裂处的压力，水分离或黏弹剂将核脱出至前房。用黏弹剂"三明治"样包裹整个晶状体核，在晶状体核表面注入弥散性黏弹剂保护角膜内皮细胞，与此同时，晶状体囊袋充填黏弹剂呈膨胀状，在前房内完成白内障核超声乳化。

最后，选择植入人工晶状体的类型。由于容易从囊膜撕裂处脱出囊袋，硅胶盘式人工晶状体应属相对禁忌。部分手术医生主张如同往常一样在囊袋内植入一枚人工晶状体。更多医生倾向于睫状沟植入人工晶状体（屈光度减去 0.5 D），理论而言，睫状沟植入人工晶状体可以将囊膜撕裂，玻璃体脱出的风险降至最低。需要注意的是，手术并发症不仅发生在人工晶状体植入时，还可发生在清除囊袋内黏弹剂时。此外，由于人工晶状体直径往往偏小（≤ 12.5 mm），多数人工晶状体都设计成囊袋内植入，并不适合于睫状沟植入，植入睫状沟可能导致人工晶状体不稳定、偏心或襻太大摩擦损伤虹膜。

4. 总结

撕囊时囊膜出现径向撕裂的处理原则如下。

预防优于治疗。坚持基本操作原则，避免囊膜径向撕裂。一旦发现撕囊偏移的最早征象，应在陷入困境前停止操作。

若囊膜径向撕裂不可避免，首先反向牵拉撕开的瓣膜，然后再转向中心用力，该技巧可以挽救多数可能发生的囊膜周边撕裂。若抢救无效，则选择囊袋内或前房内超声乳化技术，所有结果取决于术者的经验和判断。

原则上，囊膜径向撕裂应采用最安全的方法处理。若需要其他手术医生帮助，可以选择暂时关闭切口，请另一位富有经验的术者尽快继续完成手术。

第三章　药学基础与药物诊疗

第一节　临床药学、临床药师和药学服务

一、临床药学

临床药学是以患者为对象，研究药物及其剂型与机体相互作用和应用规律的综合性学科，旨在用客观科学的指标来研究患者的合理用药。其核心问题是最大限度地发挥药物的临床疗效，确保患者的用药合理与安全。

临床药学的工作是面向患者，以患者利益为中心。其特点在于它的临床实践性，药师在工作中始终和患者在一起，了解患者的生理、病理条件，根据患者复杂多变的病情和防治需要，运用药剂学、药理学与药物治疗学等专业知识，密切结合患者的临床状况，针对性地给患者合理选药、正确用药，并监测用药过程，准确判断其疗效与不良反应，从而摸索用药规律，确保患者用药的安全性、有效性和经济性。

国外将临床药学定义为一个与合理用药有关的实践性学科领域。在这个领域，临床药师提供的服务是有利于优化治疗、促进健康、预防疾病的药学服务。作为一个学科，临床药学的宗旨是致力于提高患者的健康状况与生命质量。

综合国内外的认识，临床药学工作就是药师要利用药学专业知识、技术、方法和药师特有的思维，针对医生、护士、患者在药物治疗各个环节中存在的问题，提供具体的药学技术服务与帮助。

二、临床药师

临床药师是走进病房，来到患者床边为患者提供药学服务的药师。在国外，临床药师已有专门的职称系列，然而获得临床药师的职称并不容易，要有相应的教育背景与专门的培训，拥有深厚的可以提高患者健康状况与生命质量的药物治疗知识，拥有确保最佳治疗效果的药物治疗经验与判断能力。

临床药师为患者提供服务的场所是在病区，涉及生物化学、药学、社会行为学与临床医学等相关学科的知识。为了达到理想的治疗目标，临床药师在工作中要综合运用相关专业知识、急救知识、法律法规、伦理学、社会学、经济学等循证治疗原则与指南。因此，临

床药师对患者的药物治疗负有直接与间接的（作为顾问或者与其他医务工作者合作）责任。

在医疗系统中，临床药师是药物治疗的专家，可常规提供药物治疗评估服务，并可为患者及医务工作者提供合理用药的建议。临床药师是一个可为安全、有效、适当、经济的药物治疗提供信息与建议的主要来源。

临床药师是临床医疗治疗团队成员之一，应与临床医师一样，坚持通过临床实践发挥药学专业技术人员在药物治疗过程中的作用，在临床用药实践中发现、解决、预防潜在的或实际存在的用药问题，促进药物合理使用。

临床药师的主要工作职责有以下七个方面：①深入临床科室，了解药物应用动态，对药物临床应用提出改进意见。②参与查房和会诊，参加危重患者的救治和病案讨论，对药物治疗提出建议。③进行治疗药物监测，设计个体化给药方案。④指导护士做好药品请领、保管和正确使用的工作。⑤协助临床医师做好新药上市后的临床观察，收集、整理、分析、反馈药物的安全信息。⑥提供有关药物咨询服务，宣传合理用药知识。⑦结合临床用药，开展药物评价和药物利用研究。

三、药学服务

药学服务是在临床药学工作的基础上发展起来的，与传统的药物治疗有很大的区别。含义是药师应用药学专业知识向公众（包括医务人员、患者及家属）提供直接的、负责任的、与药物使用有关的服务，以期提高药物治疗的安全性、有效性和经济性，实现提高人类生命质量的理想目标。药学服务，就是药学人员利用药学专业知识和工具，向社会公众（包括医务人员、患者及其家属、其他关心用药的群体等）提供与药物使用相关的各类服务。

药学服务的概念最初是由 Mikeal 在 1975 年提出，1990 年美国的 Hepler 和 Strand 在《美国医院药学杂志》上对药学服务进行了较全面的论述。1993 年，美国医院药师协会对药学服务的统一定义是药师的使命是提供药学服务，药学服务是提供直接的、负责的、与药物治疗有关的服务，目的是获得提高患者生活质量的确定结果。这些结果包括治愈疾病，消除或减轻患者的症状，阻止或延缓疾病进程，预防疾病或症状的发生。

药学服务的目的是提高接受药物治疗患者的生活质量，这就要求药师的工作要从以药品为中心转变为以患者为中心，药师不仅要提供安全有效的药物，还应提供安全有效的药物治疗，要在患者用药前、用药过程中和用药后提供全程化的药学服务。为了提供这种负责的药学服务，就要求药师不但要掌握药学的基本知识，熟悉基础医学和临床医学的知识，而且要将这些知识转变成为患者制订个体化要素的治疗方案和对患者合理用药的指导，临床药物治疗学则是为医学服务的理论和方法。

第二节　影响药物作用的因素

药物进入人体被吸收后发挥作用是受多种因素影响和制约的，尤其是在临床治疗过程中，影响的因素更为复杂和多变，如患者机体的因素、社会心理因素、药物因素和给药方法等，都可能增强或减弱药物的疗效，甚至还会产生不良反应。因此，了解和掌握这些影响因素，可以更好地进行个体化用药，充分发挥药物的治疗效应，减少不良反应，达到安全、有效地防治疾病的目的。

一、机体因素

（一）生理因素

1.年龄

（1）儿童

儿童的各个器官和组织正处于生长、发育阶段，年龄越小，器官和组织的发育越不完全。药物使用不当会造成器官和组织发育障碍，甚至会造成严重损伤，并可能产生后遗症。例如，使用吗啡、哌替啶极易出现呼吸抑制，而对尼可刹米、氨茶碱、麻黄碱等又容易出现中枢兴奋而致惊厥。氨基糖苷类抗生素的耳毒性作用极易造成听觉损害。氟喹诺酮类药物因含氟可影响骨骼和牙齿的发育、生长，故婴幼儿应慎重使用。儿童体液占体重比例较大而对水盐代谢的调节能力差，如高热时使用解热药不当引起出汗过多易造成脱水。此外，儿童还对利尿药特别敏感，用药不当易致电解质平衡紊乱。

（2）老年人

老年人的组织器官及其功能随年龄增长而出现生理性衰退，对药物的药物效应动力学（简称药效学）和药物代谢动力学（简称药动学）产生影响。老年人体液相对减少，脂肪增多，蛋白质合成减少。如丙戊酸钠在老年人血液中游离药物浓度明显高于年轻人，其原因一是白蛋白含量减少，二是白蛋白对药物的亲和力明显降低，三是器官清除能力下降。肝、肾功能随着年龄增长而逐渐衰退，药物代谢和排泄速率相应减慢。因此，老年人使用抗生素时，应根据肝、肾功能状况调整给药剂量。老年人除生理功能逐渐衰退外，多数伴有不同程度的老年性疾病，如心脑血管病、糖尿病、骨代谢疾病、前列腺肥大、胃肠疾病等，对作用于中枢神经系统药物、心血管系统药物等比较敏感。如有心脑血管病的老年人在拔牙时禁用含肾上腺素的局部麻醉药。盐酸甲基麻黄碱容易诱发老年人卒中、心肌梗死、肾功能不全等，有心脑血管病、肾病的老年患者不宜使用含有这类药物的复方制剂。

2. 体重

年龄差异导致体重存在明显差别，即使在同年龄段内体重也会有一定的差别，这种差别可影响药物作用。如果服药者的体形差别不大而体重相差较大时，给予同等剂量药物则体重较轻者血药浓度明显高于体重较重者。反之，当体重相近而体形差别明显时，药物的水溶性和脂溶性在两者的体内分布情况就有差别。因此，比较科学的给药剂量应以体表面积为计算依据，它既考虑了体重因素又考虑了体形因素，如婴幼儿用药剂量一般均采用体表面积来计算。

3. 性别

性别不同对药物的反应在正常情况下无明显差别，但女性在特殊生理期间，如月经期、妊娠期和哺乳期对药物作用的反应与男性有很大差别。女性在月经期，子宫对泻药、刺激性较强的药物、引起子宫收缩的药物敏感，容易引起月经过多、痛经等反应，在妊娠期使用上述药物还容易引起流产、早产等。此外，有些药物还能通过胎盘进入胎儿体内，对胎儿的生长发育和活动造成影响，严重的可导致畸胎，故妊娠期用药应十分慎重。在分娩前用药应注意药物在母体内的维持时间，一旦胎儿离开母体，药物无法被母体消除，会引起药物在新生儿体内滞留而产生不良反应。在哺乳期的妇女，有些药物可通过乳汁被婴儿摄入体内而引起药物不良反应。

4. 个体差异

有些个体对药物反应非常敏感，所需药量低于常用量，称为高敏性。反之，有些个体需使用高于常用量的药量方能出现药物效应，称为低敏性。

某些过敏体质的人用药后发生过敏反应，又称为变态反应。变态反应是机体的一种特异性免疫反应。这种反应与药理效应无关，且无法预先知道，仅发生于少数个体。轻度的可引起发热、药疹、局部水肿，严重的可发生剥脱性皮炎（如磺胺药）、过敏性休克（如青霉素）。对于易产生严重过敏反应的药物，用药前应做皮肤试验，阳性者禁用，即使阴性者也应小心应用。

还有一类特异体质的患者对某些药物发生异常反应，称为特异质反应。特异质反应是由于这类人的遗传异常所致。如骨骼肌松弛药琥珀胆碱引起的特异质反应是由于先天性缺乏血浆胆碱酯酶所致。

（二）心理因素

心理因素主要指患者心理活动变化可对药物治疗效果产生影响。其显著特点是：①患者受外界环境及医生和护士的语言、表情、态度、信任程度、技术操作熟练程度、工作经验、暗示等的影响产生心理活动变化，从而影响药物治疗效果。②心理因素的影响主要发生在慢性疾病、功能性疾病及较轻的疾病中，在重症和急症治疗中影响程度很小。例如，对轻微疼痛采用一般的安慰性措施效果明显，而对剧烈疼痛无效。③心理因素的影响往往与患者的心理承受能力有关。对承受能力强的患者影响相对较小，对承受能力弱的患者影响则较大。④心理因素还有先入为主的特点。如果有一个医生告诉患者某药物对其的病情治疗效果不理想时，无论其他医生反复说明也不容易被该患者接受，从而影响该药的效果。

除了心理活动变化以外，患者对药物效应的反应能力、敏感程度、耐受程度也会对药物治疗效果产生一定的影响。如对疼痛敏感者和疼痛不敏感者在应用镇痛药后产生的效果就有很大差异。另外，患者与医务人员良好的医疗合作对药物疗效也有着重要的影响。

（三）病理因素

1. 心脏疾病

心力衰竭时，药物在胃肠道的吸收下降、分布容积减少、消除速率减慢。如普鲁卡因胺的达峰时间由正常时的 1 h 延长至 5 h，生物利用度减少 50%，分布容积减少 25%，血药浓度相对升高。清除率由正常时的 400 ~ 600 mL/min 降至 50 ~ 100 mL/min，半衰期由 3 h 延长至 5 ~ 7 h。

2. 肝脏疾病

有些药物需在肝脏转化成活性物质才能发挥疗效。肝功能不全时这种转化作用减弱，致使血药浓度降低，疗效下降。

3. 肾脏疾病

卡那霉素主要经肾排泄，正常人半衰期为 1.5 h，而肾功能衰竭患者延长至 25 h。若不改变给药剂量或给药间隔，势必会造成药物在体内的蓄积，还会造成脑神经的损害，引起听力减退，甚至导致药源性耳聋。

4. 胃肠疾病

胃肠道内的 pH 值改变可对弱酸性和弱碱性药物的吸收带来影响。胃排空时间延长或缩短也可使在小肠吸收的药物延长或缩短吸收时间。腹泻时常使药物吸收减少，而便秘可使药物吸收增加。

5. 营养不良

如血浆蛋白含量下降可使血中游离药物浓度增加，引起药物效应增加。

6. 酸碱平衡失调

主要影响药物在体内的分布。当呼吸性酸中毒时血液 pH 值下降，可使血中弱酸性药物（如苯巴比妥）解离度减少，易于进入细胞内液。

7. 电解质紊乱

Na^+、K^+、Ca^{2+}、Cl^- 是细胞内、外液中的主要电解质，当发生电解质紊乱时，它们在细胞内、外液的浓度将发生改变，影响药物效应。如当细胞内缺 K^+ 时，心肌细胞最易对强心苷类药物产生心律失常的不良反应。Ca^{2+} 在心肌细胞内减少时，使用强心苷类药物会导致加强心肌收缩力的作用降低；若 Ca^{2+} 浓度过高时，该类药物易致心脏毒性。胰岛素降低血糖时，也需要 K^+ 协助使血中葡萄糖易于进入细胞内。

（四）遗传因素

药物作用的差异有些是由遗传因素引起的。如前述的高敏性、低敏性和特异质反应皆与遗传因素有关。许多药物如安替比林、双香豆素、保泰松、苯妥英钠、异烟肼、对氨基水杨酸钠、磺胺、普鲁卡因胺、硝西泮、甲硫氧嘧啶、华法林、伯氨喹、阿司匹林、对乙酰氨基酚、呋喃类等其作用均受到遗传因素的影响。

（五）时间因素

人体的生理生化活动往往随着不同季节及时间的改变而发生有规律的周期性变化，从而对药物疗效产生影响。很多药物如中枢神经系统药物、心血管系统药物、内分泌系统药物、抗肿瘤药物、抗菌药物、平喘药物等均有昼夜节律变化。例如，相同剂量的镇痛药分别于白天和夜间给患者用药，其镇痛效果为白天高、夜间低。胃酸的分泌高峰在夜间，某些胃溃疡患者易在夜间发病，将 H_2 受体阻断药西咪替丁在夜间用药能有效抑制胃酸分泌，减少发病。根据药物的时间节律变化来调整给药方案具有重要的临床意义。如肾上腺皮质激素分泌高峰出现在清晨，血浆浓度在 8：00 左右最高，而后逐渐下降，直至 00：00 左右达到最低。临床上根据这种节律变化将肾上腺皮质激素药物由原来的每日分次用药改为每日 8：00 给药一次，既提高了疗效，还大大减轻了不良反应。

（六）生活习惯

饮食对药物的影响主要与饮食成分和饮食时间有关。一般来说，药物应在空腹时服用，有些药物因对消化道有刺激，在不影响药物吸收和药效的情况下可以饭后服用，否则应在饭前服用或改变给药途径。食物成分对药物也有影响，如高蛋白饮食可使氨茶碱和安替比林代谢加快；低蛋白饮食可使肝药酶含量降低，导致多数药物代谢速率减慢，还可使血浆蛋白含量降低，血中游离药物浓度升高。吸烟对药物的影响主要是烟叶在燃烧时产生的多种化学物质可使肝药酶活性增强，使药物代谢速率加快。经常吸烟者对药物的耐受性明显增强。长期少量饮酒可使肝药酶活性增强，药物代谢速率加快；急性大量饮酒使肝药酶活性饱和或降低，导致其他药物的代谢速率减慢。饮茶主要影响药物的吸收，茶叶中的鞣酸可与药物结合减少其吸收。

二、药物因素

（一）药物理化性质

每种药物都有保存期限，超过期限的药物性质可发生改变而失效。如青霉素 G 在干粉状态下有效期较长，而在水溶液中极不稳定，需要在临用前配制。有些药物需在常温下干燥、密闭、避光保存；个别药物还需要在低温下保存，保存不当易挥发、潮解、氧化或光解。如乙醚易挥发、易燃；维生素 C、硝酸甘油易氧化；肾上腺素、去甲肾上腺素、硝普钠、硝苯地平易见光分解等。

每种药物都有其适宜的剂型给药以产生理想的药效。同种药物的不同剂型对药物的疗效亦有不同的影响，如片剂、胶囊、口服液等均可口服给药，但因药物崩解、溶解速率不同，吸收快慢和吸收量就会不同。注射剂中水剂、乳剂、油剂在注射部位释放速率不同，药物起效快慢和维持时间也会不同。不同厂家生产的同种药物制剂由于制剂工艺配方不同，药物的吸收情况和药效情况也有差别。随着生物制剂学的发展，近年来为临床提供了一些新的制剂，如缓释剂、控释剂。这些制剂的特点是能够缓慢、持久地释放药物，保持血药浓度的基本稳定，从而产生持久的药效。透皮贴剂就是其中的一种，如硝酸甘油透皮贴剂、芬太尼透皮贴剂等。

（二）给药方法

1.给药剂量

剂量即指用药量。随着剂量的加大，效应逐渐增强，若超出最大治疗剂量时，便会产生药物的不良反应或毒性反应。如镇静催眠药在小剂量时出现镇静效应，随着剂量的增加，可依次出现催眠、麻醉甚至死亡。

2.给药途径

给药途径不同，药物的吸收和分布也就不同，药物作用效应就会产生差异。个别药物甚至出现药物效应方面的改变，如硫酸镁等。

（1）口服给药

这是最常用的给药方法，药物经胃肠黏膜吸收。其优点为方便、经济，较注射给药相对安全，无感染发生。其缺点为许多药物易受胃肠内容物影响而延缓或减少吸收，有的药物可发生首过消除，使生物利用度降低，有的药物甚至根本不能吸收。另外，口服给药不适合昏迷、呕吐、抽搐等急重症患者及不合作者。

（2）舌下给药

药物通过口腔舌下黏膜丰富的毛细血管吸收，可避免胃肠道刺激、吸收不全和首过消除，但要求药物溶解快、无异味、用量少。如硝酸甘油片舌下给药缓解心绞痛急性发作。

（3）直肠给药

将药栓或药液导入直肠内，由直肠黏膜血管吸收，可避免胃肠道刺激及首过消除。此法较适宜小儿给药，可以避免小儿服药时的困难及胃肠刺激。

（4）注射给药

①肌内注射。药物在注射部位通过肌肉丰富的血管吸收入血，吸收较完全，起效迅速，其中吸收速度为水溶液＞混悬液＞油溶液。

②皮下注射。药物经注射部位的毛细血管吸收，吸收较快且完全，但对注射容量有限制，且仅适用于水溶性药物，如肾上腺素皮下注射抢救青霉素过敏性休克。

③静脉注射或静脉滴注。因药物直接进入血液循环而迅速起效，适用于急重症患者的治疗。但静脉给药对剂量、配伍禁忌和给药速度有较严格的规定。

④椎管内给药。将药物注入蛛网膜下腔的脑脊液中产生局部作用，如有些外科手术需要做蛛网膜下腔麻醉；也可将某些药物注入脑脊液中产生疗效，如抗菌药物等。

（5）呼吸道吸入给药

某些挥发性或气雾性药物常采用此种给药方法，主要是通过肺泡扩散进入血液而迅速起效。如全身麻醉药用于外科手术、异丙肾上腺素气雾剂治疗支气管哮喘急性发作等，缺点是对呼吸道有刺激性。

（6）皮肤黏膜给药

将药物施放于皮肤、黏膜局部发挥局部疗效，如外用擦剂、滴眼剂、滴鼻剂等。有的药物可通过透皮吸收发挥全身疗效，如硝酸甘油贴膜剂贴敷于心前区，药物通过透皮缓慢吸收，从而起到预防心绞痛发作的作用。

3. 给药时间

不同的药物给药时间有可能不同。有的药物对胃刺激性强，应于饭后服。催眠药应在临睡前服；胰岛素应在饭前注射；有明显生物节律变化的药物应按其节律用药，如糖皮质激素类药物。

4. 给药间隔

一般以药物的半衰期为参考依据。但有些药物例外，如青霉素的半衰期为 30 min，由于该药对患者的毒性极低，大剂量给药经过数天后血药浓度仍在有效范围以内，加之抗菌药物大多有抗菌后效应，在此期间细菌尚未恢复活力，因此其给药间隔可适当延长。另外，肝、肾功能不全者可适当调整给药间隔。给药间隔短，容易致累积中毒；反之，给药间隔延长，血药浓度波动加大。

5. 疗程

疗程指给药持续时间。对于一般疾病和急重症患者，症状消失后即可停止用药；对于某些慢性疾病及感染性疾病应按规定的持续时间用药，以避免疾病复发或加重。

（三）药物相互作用

药物相互作用是指两种或两种以上药物同时或先后应用所出现的药物效应增强或减弱的现象。

配伍禁忌是指将药物混合在一起发生的不利于应用和治疗的物理或化学反应，尤其容易发生在几种药物合在一起静脉滴注时。如氨基糖苷类抗生素与 β- 内酰胺类抗生素合用时，二者不能放在同一针管或同一溶液中混合，因为 β- 内酰胺类可使氨基糖苷类失去抗菌活性。红霉素只能在葡萄糖溶液中静脉滴注，若在生理盐水溶液中易析出结晶和沉淀。

药物的相互作用主要表现在药动学和药效学方面。药物相互作用的结果只有两种：使原有的效应增强称为协同作用，或使原有的效应减弱称为拮抗作用。在药动学方面的影响主要发生在吸收、分布、代谢和排泄过程。如服用抗酸药改变胃液 pH 值，可减少弱酸性药物吸收；吗啡、阿托品减弱肠蠕动，可延长药物在肠道中停留时间而增加吸收；食物中重金属离子（Mg^{2+}、Ca^{2+}、Al^{3+}、Fe^{2+}）较多时易与某些药物形成配合物而减少吸收；华法林和保泰松可发生血浆蛋白竞争性结合，从而使华法林血浆游离浓度增加，导致抗凝血效应加强；能改变尿液 pH 值的药物可以减少或增加弱酸性或弱碱性药物的重吸收；共同通过肾近曲小管主动分泌排泄的药物联合用药也会发生竞争性抑制，使药效时间延长。药效学方面的影响主要发生在药物作用部位。如受体激动药和受体拮抗药可在同一受体部位产生竞争性拮抗效应；氢氯噻嗪和螺内酯均为利尿药，合用后，氢氯噻嗪排钾的不良反应可以被螺内酯拮抗，利尿效应增强；磺胺嘧啶与甲氧苄啶合用后，通过对细菌叶酸代谢的双重阻断作用，使抗菌效应增强。

（四）长期用药

某些疾病需要长期用药，机体会相应产生一些反应。主要表现在以下三个方面。

1. 耐受性和耐药性

耐受性为连续多次用药后出现的药物反应性下降。有些药物在应用很少几个剂量后就可迅速产生耐受性，这种现象称为急性耐受性，增加剂量可以恢复反应，停药后耐受性可以消失，如麻黄碱、硝酸甘油、垂体后叶素等。病原体和肿瘤细胞在长期用药后产生的耐受称为耐药性。

2. 依赖性

依赖性指长期用药后，患者对药物产生主观和客观上需要连续用药的现象。若仅产生精神上的依赖性，停药后患者只表现为主观上的不适，没有客观上的体征表现，称为精神依赖性，如镇静催眠药。若患者对药物不但产生精神依赖性，还有躯体依赖性，一旦停药后，患者产生精神和躯体生理功能紊乱的戒断症状，称为成瘾性，如吗啡类镇痛药。

3. 停药症状

指长期用药后突然停药出现的症状，又称为停药综合征。如长期应用肾上腺皮质激素，突然停药不但产生停药症状（肌痛、关节痛、疲乏无力、情绪消沉等），还可使疾病复发或加重，这种现象称为反跳现象。可采取逐渐减量停药的方法，避免发生停药症状和反跳现象。

三、患者的依从性和用药指导

患者的依从性是指患者对医生医嘱的执行程度，它是药物治疗有效性的基础。不遵守、执行医嘱的，称为非依从性，轻者贻误病情，导致药物预防治疗失败，重者会增加不良反应的发生率和加重不良反应。在影响药物治疗效果的诸多因素中，患者的非依从性越来越引起医药工作者的关注。不管是多么好的治疗方案，药物的选择和剂量有多么正确，如果患者不依从，药物治疗也将难以产生预期的效果。按方取药、依方用药，包括正确的剂量、恰当的用药时间和次数、规定的疗程等，是执行医嘱的必经过程。在这一过程中任一环节出现不依从，偏离医生的用药要求，都会不同程度地影响治疗效果。

（一）非依从性的主要类型

1. 不按处方取药

如患者擅自取舍处方中的药物。

2. 不按医嘱用药

如忘记服用，擅自更改药物剂量、用药次数、用药途径、用药时间或用药顺序及疗程等；认为疗效不好而拒服，嫌弃药物太贵而不服，急于求成而滥用药物等。

3. 不当的自行用药

如患者凭经验或直觉用药。

4. 重复就诊

如患者先后就诊于不同医疗机构、科室，或同时使用其他药物而不告知就诊医生，导致相同或者相似药物重复使用。

（二）产生非依从性的主要原因

患者产生非依从性的原因较多，主要与以下因素有关。

1. 医药人员因素

医药人员缺少与患者的沟通，缺乏对患者的指导或提供的用药指导不清楚。在日常医疗工作中，常因医药人员对患者联系和指导不力而使患者出现非依从性。如在用药过程中，医药人员未向患者说明药物的作用、用法、用量、不良反应及注意事项，则患者可能因自我感觉疗效不佳而加大剂量，或出现不良反应而停用，也可能发生用药途径错误。此外，医生在开具处方或书写标签时对用法说明不恰当，如"必要时服用""遵医嘱""同前"等均会使患者发生理解错误而造成非依从性。

2. 患者因素

患者因求治心切而盲目地超剂量用药，病情好转而中断用药、年迈残障或健忘而不能及时准确用药或重复用药，久病成医或相信他人经验而自行用药或停药，对医生缺乏信任而自行更改用药方案，担心药物不良反应或不良反应难以忍受而停药等。同时，患者的心理因素是产生非依从性的一个重要因素。有的患者对药物治疗期望过高，药效要求过强，害怕受疾病折磨的痛苦，要求治疗效果快速，因而乱投医、乱用药，不遵医嘱，盲目自购药品服用，均会对治疗产生一定的影响。

3. 疾病因素

有些疾病本身症状不明显，或经过一段时间的治疗后症状减轻或消失，患者缺少症状提醒而导致药物漏服。

4. 药物因素

如药片太大，使患者吞咽困难；药片太小，使一些患者服用困难；有些药物制剂带有不良气味或颜色，使患者尤其是儿童患者不易接受等。

5. 药物治疗方案因素

复杂的给药方案，如药物种类多、用药次数频繁、用药量各不相同、用药时间严格、疗程过长、用药方式不便等，均可能增加患者的非依从性。

6. 社会和经济因素

由于受社会上某些不良宣传广告的影响，有的患者被虚假广告误导，乱投医，擅自乱服偏方、秘方，不但没有治好疾病，反而导致严重不良的后果，致使患者对疾病治疗失去信心。有的患者家庭经济条件较差，因治疗费用过高，经济上难以承受而中断或放弃治疗，或擅自换用价格低的药品，从而造成疗效较差、不良反应较多，影响治疗效果。

7. 其他

一些特殊职业者，如驾驶员、地质勘探人员、井下作业人员、建筑施工人员等，工作和生活的不规律造成了用药的低依从性。当某些患者用药时受周围人员或家属不支持的影响较大时，不按医生处方用药的情况就会增加，如儿童服药是否依从，取决于家长。另外，一般来说，门诊患者的非依从性高于住院患者。

（三）提高患者依从性的措施

患者产生非依从性的原因很多，改善患者的依从性应针对原因改进医疗工作，可从以下几个方面着手。

1. 加强对患者的用药指导

向患者提供用药指导有助于患者正确认识药物，以达到正确使用药物、发挥药物应有疗效的目的，尤其是对一些安全范围较窄、过早停用会产生严重后果或需要长期使用的治疗慢性疾病的药物。在对患者进行用药指导时，应根据患者的情况，采用其容易接受的方式来提供有关药物的信息；应以患者能理解的方式进行，如使用亲切的语言、保持温和的态度、表现出应有的同情心等，从而使患者感到宽慰。用药指导的主要内容包括五个方面。

（1）药物的作用和用途

对患者来说，由于不理解治疗的重要性而倾向于非依从性是主要原因。特别是在慢性疾病治疗和预防中，或进行强迫性治疗时，患者更易不遵循医嘱。药师应告诉患者所服药物的名称和作用等，以消除患者的疑虑，使其认识到药物治疗的必要性和重要性。

（2）药物的用法、用量及用药时间

可在患者的药瓶或药盒上注明每日几次及每次的用量，也可以通过设计外包装、说明书，以及信息活页等多种形式，传递给患者药物的用法、用量等重要信息。对于口服药，应交代最佳服用时间；对于外用药，应注明正确的用法；对于干粉吸入剂、气雾剂、鼻喷剂等，应向患者演示正确的使用、贮存方法等。

（3）药物的不良反应

有些药物在治疗的同时，不良反应也很多，降低了患者服药的依从性。有研究表明，药师通过清楚说明药物服用方法及药物的不良反应等举措可以改善患者的依从情况。

（4）相互作用

有些患者同时患有多种疾病，联用药物品种多，有些药物联用会产生有益的作用，有些药物联用则会加重病情。

（5）注意事项

说明用药的要求，如何贮藏药品及识别药品是否过期，用药期间的食物禁忌，是否需要复诊及何时复诊，复诊时需要向医生提供什么信息等。

2. 与患者建立良好的关系，赢得患者的信任

医务人员要熟悉患者的心理，尊重患者的感受，理解患者。

3. 简化治疗方案

治疗方案复杂是造成患者非依从性的主要原因之一。治疗方案应尽可能减少药品种类和用药次数，如减少一些非必需的药物，尽可能采用长效剂或缓释剂等。另外，药物的用法要简单、用量易掌握，方便患者的使用。

第三节　药物治疗的一般原则

一、药物治疗的必要性

患者在必要的情况下才需要使用药物，如高血压早期、糖尿病早期等尽量通过调整饮食、适度运动、戒除不良生活习惯等方式来达到控制疾病的目的，当上述手段不能达到目的，而药物治疗又确实对患者有益时，才考虑使用药物治疗。药物都有严格的适应证和相应的不良反应，要根据疾病和药物的特点权衡利弊，给患者合理用药。有些疾病的药物治疗需要很长的过程甚至要终身用药，在决定用药前医生更要慎重考虑。

（一）药物治疗的临床地位

药物是人类防治疾病的重要武器，是临床上最常用、最基本的治疗手段。正常机体在

神经－体液的调节下，各器官系统的功能和代谢维持平衡状态，当各种病因作用于机体时，可引起某些器官系统功能和代谢发生变化，导致原有器官功能水平的增强或减弱，直至形成疾病状态。药物通过与机体的生物大分子相互作用，进而对疾病状态下的机体功能水平发挥调节作用，使之恢复正常，从而达到缓解疾病症状，甚至治愈疾病的目的。药物还可通过杀灭、抑制病原体或肿瘤细胞，祛除病因以达到治疗作用。激素和维生素等还可起到补充替代的治疗作用。对感染性疾病以及多数内科系统的疾病，药物治疗往往具有其他治疗手段不可替代的作用。即使以局部病变为主要特征的外科系统疾病，在选择手术、放射等局部非药物治疗方法的同时，也往往需要联合药物治疗来提高疗效或防治并发症。

（二）药物治疗的利弊权衡

许多疾病尤其是内科系统的疾病，尽管药物治疗常常具有不可替代性，但是对于具体的患者而言，面对众多可选择的药物，只有通过利弊权衡，使患者接受药物治疗的预期获益大于药物可能对机体造成的伤害，即药物治疗的利大害小时，才能体现药物治疗的必要性，患者才值得承受一定的风险，换取药物治疗的效果。

药物的对症治疗作用不仅可直接减轻患者的病痛，还可降低诸如高热、惊厥、休克等严重的综合征对机体的伤害，起到挽救患者生命的作用。药物的对因治疗，可祛除疾病的病因，使患者得以康复。在多数情况下，药物治疗的获益是显而易见的，但在有些情况下，药物治疗的获益尚缺乏足够的证据支持，如对某些自限性疾病，不用药治疗可能也会康复；又如使用抗菌药物预防细菌性感染，虽然患者存在感染的风险，但感染未必一定发生，医生和患者为了避免可能出现的麻烦和痛苦，可能更倾向于使用药物，在这种情况下，也许临床结果与药物治疗的预期结果相吻合，但并不意味着一定是药物的疗效。在临床实践中，药物还可起到心理安慰作用（即安慰剂效应），这种心理暗示对某些疾病的恢复可能有一定积极意义，但是，如果临床用药不能产生客观疗效，那么单纯的安慰剂效应是不值得推崇的，它不仅可能延误治疗，而且会造成浪费。

药物在发挥治疗作用的同时，还可产生不良反应，对机体不利，在选择药物治疗时，要根据疾病的轻重、药物疗效的优劣与不良反应的大小进行综合判断，决定选择一种或数种药物进行治疗。疾病症状轻、预后好的患者，通过休息、生活习惯调整等一般治疗可奏效时，尽量不选药物治疗或选用不良反应轻微而疗效显著的药物。对于危及生命的严重疾病或综合征，在选用药物时，以能产生足够的疗效、挽救患者的生命为主要出发点。为了达到这个目的，有时需要患者承受较大的药物不良反应的风险。在这种情况下，必须征得患者的知情同意，如对药物可能治愈的恶性肿瘤患者的化疗方案，可能造成患者骨髓抑制、肝肾损害或影响生育功能等，在实施化疗前必须向患者讲明可能的获益与风险，并签署知情同意书。

（三）药物治疗的适度性原则

在药物治疗过程中，除了根据病情权衡利弊选择适当的药物品种外，还要确定适当的剂量、疗程与给药方案，才能使药物的作用发挥得当，使失去平衡的功能恢复正常或祛除病原体，达到治疗疾病的目的。如果所选择的药物种类、剂量或疗程不足，则达不到预期的疗效，对感染性疾病和肿瘤治疗不足还可导致耐药性的产生；反之，如果选择的药物种类过多、剂量过大、疗程过长，则可使机体的平衡走向另一个极端，甚至对患者的健康造成伤害。因此在药物治疗过程中，把握适度性原则也是体现药物治疗目的所必需的。药物适度治疗是指在明确疾病诊断的基础上，从病情的实际需要出发，以循证医学为依据，选择适当的药物治疗方案。医生的整体素质和医疗大环境决定了适度治疗的发挥程度。

药物过度治疗是指超过疾病治疗需要，使用大量的药物，而且没有得到理想效果的治疗，表现为超适应证用药、用药剂量过大、疗程过长、无病用药、轻症用重药等，以病因不明或目前尚无有效治疗手段，而又严重危害人类健康的疾病最常见，如乙型肝炎和肿瘤。临床常常可以见到，某些癌症患者的死因不是癌症本身，而是由过度化疗所致。如肝癌合并肝硬化腹腔积液、黄疸仍然实施过度化疗，导致肝功能衰竭而加速患者死亡；白细胞过低仍然坚持高强度化疗，导致患者骨髓衰竭合并感染而死亡等。

造成过度治疗的原因很多，常见原因有以下几点：①患者求医心切；②虚假广告泛滥，患者受诱惑；③处理医患纠纷的法律环境发生了改变，为了减少医疗纠纷，导致部分医务人员有意识地采取一些保护性的过度用药行为，处方追求"大而全"。药物过度治疗不仅延误病情、损害健康，而且加重了患者的经济负担，造成有限的医疗资源浪费。

与药物过度治疗相对的另一个极端是治疗不足，表现在两个方面：一是剂量不够，达不到有效的治疗剂量；二是疗程太短，达不到预期的治疗效果。引起治疗不足的原因主要有：①患者对疾病认识不足，依从性差，未能坚持治疗；②患者收入低，又没有相应的医疗保障，导致无力支付；③一些安全有效的廉价药停止生产或缺货，影响了疾病的治疗。

二、药物治疗的安全性

药物在发挥防治疾病作用的同时，可能对机体产生不良反应或改变病原体对药物的敏感性。药物不良反应可能造成机体器官功能和组织结构损害，甚至产生药源性疾病。一些有精神效应的药品还可能产生躯体和精神依赖性，不仅对用药个人的精神和身体产生危害，而且可能酿成严重的社会问题。病原体耐药性的产生，可能使一些原本已经得到控制的感染性疾病死灰复燃，人类对感染性疾病将面临无药可用的危险境地。

保证患者的用药安全是药物治疗的前提，但"安全性"是相对的。对某些非致死性疾病或妊娠妇女的药物治疗，安全性要求很高，很轻微的不良反应或发生率很低的不良反应也是难以接受的；但对肿瘤等一些致死性疾病或可能导致其他严重后果疾病的药物治疗，安全性要求可以适当降低，挽救生命比减少一些不良反应更有价值。

药物治疗存在两重性，即治疗作用和不良反应。药物不良反应所造成的药源性疾病是一个严重的社会问题。实现合理用药，首先要保障用药安全，使药物治疗的风险降到最低。

药物治疗的安全性也受药物与机体等诸多方面因素影响。药物方面包括药物理化性质、生产质量、药理作用特性、剂量、给药途径、给药时间、疗程及药物相互作用、有无药物配伍禁忌等。机体方面包括患者遗传因素、心理、年龄、性别、生理状态、疾病病因、病理变化、疾病类型、病程，同时患有的其他疾病等。遗传因素在药动学和药效学方面呈多样性，在种族之间和个体之间都存在明显的差异。这种差异在安全系数小的药物中风险明显增多，因此，在药物治疗过程中上述药物与机体两方面所涉及的因素是否能引起安全性问题都应在考虑之列。

人们对药物的安全性问题是逐渐认识的。药物的不良反应有些是已知的，也有些是未知的。任何药物上市都要经过国家药品监督管理部门审批。药物审批前必须经过严格的药动学、药效学、安全性和临床等诸多方面研究。一般情况下，药物所引起的常见不良反应，比较容易发现，但发生率较低或罕见不良反应，在临床前研究和临床试验阶段可能没表现出来，而在大量临床应用中或在上市后药物不良反应监测中，才可能被发现。另外，潜伏期很长的不良反应，如药物引起子代生长发育异常，往往难以从复杂的影响因素中确定为药物所致的不良反应。

为做好药物安全性研究，应在日常医疗活动中注意药物不良反应的发生，并按规定及时上报，还应经常浏览相关文献，了解各种药物不良反应的信息，树立安全用药意识，提高识别药物不良反应的能力。

药物不良反应监察是保障临床安全用药的重要措施。各国医药管理部门都非常重视药物不良反应监察，以便早期发现问题，及时采取措施，保护人民用药安全，减少国家经济损失。在我国，由国家食品药品监督管理总局发布了有关药品安全性信息。药物不良反应的危害具有国际性，因而有必要在国际建立统一标准，互通情报。为此，1968 年开始，建立了国际药品监测合作中心，在世界卫生组织（WHO）领导下，对各国不良反应监测中心进行技术指导。临床医药人员应及时更新知识，了解药品安全性方面的动态。

三、药物治疗的有效性

药物治疗起始于药物制剂。其过程包括药剂学过程、药物动力学过程、药效学过程和药物治疗学过程。其中的每一个过程对于药物的有效性都有重要意义。

药剂学过程是药物进入体内的过程。该过程取决于药物本身的性状，例如药物的制剂类型（普通制剂或缓释制剂）等。这些性状决定了药物是否能够从肠道、皮肤、皮下、肌肉等给药部位吸收。药动学过程是机体对药物的处置过程，可分为吸收、分布、代谢和消除四个阶段,是药物从给药部位转运到作用部位的过程。药效学过程是药物到达作用部位后产生药理学作用的过程。该过程不仅与治疗作用有关,而且与药物的不良反应有关。药物治疗学过程是药理学作用转化为治疗作用的过程。例如氨氯地平通过舒张小动脉的药理学作用,转化为改善由于外周阻力升高造成的心力衰竭。

随着基因组学和蛋白质组学的研究进展,人类对疾病的认识不断加深,将发现更多的药物新靶点,这将有利于研发更多安全有效的治疗药物。在权衡利弊,选择合适药物的前提下,要达到理想的药物治疗效果,还要考虑以下诸多因素。

(一)药物方面因素

药物的生物学特性、理化性质、剂型、剂量、给药途径、药物之间的相互作用等因素均会影响药物治疗的有效性。应根据病情选择针对病因或对症治疗的药物,选择生物利用度高,又能维持有效血药浓度的剂型和给药途径,尽量避免合用可能产生有害的药物相互作用的药物,尽可能取得满意的治疗效果。

(二)机体方面因素

患者年龄、体重、性别、精神因素、病理状态、遗传因素、时间因素等对药物治疗效果均可产生重要影响。许多疾病早期进行药物治疗,如早期肿瘤、早期脑血管疾病等,最有可能取得满意疗效,所以抓住有利的治疗时机很重要。机体生理、心理状态良好,积极配合药物治疗也是取得满意疗效的关键。因此要采用积极的支持治疗措施,改善患者生理状况,并教育患者持乐观态度。现在已有人采用生物芯片的方法,筛查可能对某种药物产生严重不良反应的个体,或筛查对某种药物代谢消除有重要差异的个体,这对保证患者取得满意疗效有重要意义,值得关注。

(三)药物治疗的依从性

药物治疗的依从性是指患者遵从医嘱或治疗方案的程度,还包括遵守医疗约定,采纳健康促进行为的忠告,如进行全面的体检,避免疾病发展的危险因素等。药物治疗的非依从性是指患者不能遵守医生为其制订的治疗方案的行为。患者对医生提出的治疗方案是否依从,对药物治疗效应有很大的影响。不依从的后果是多方面的,包括机体对药物作用缺乏应有的反应,疾病进一步发展,导致急诊和住院治疗机会增加,甚至死亡的危险性增加。

四、药物治疗的经济性

药物治疗要遵循药物经济学原则。药物经济学是应用经济学等相关学科的知识,研究医药领域有关药物资源利用的经济学规律,研究如何提高药物资源的配置和利用效率,以有限的药物资源实现健康状况最大程度改善的科学。药物经济学原则是进行成本-效果分析,提高卫生资源的使用效率,提高药品和临床药学服务价值,是一门为医药及其相关决策提供经济学参考依据的应用性学科。

应用现代经济学的研究手段，分析、评价药物治疗的经济学价值，其目的在于：①控制药物需求的不合理增长，改变盲目追求新药、高价药的现象；②控制有限药物资源的不合理配置，如有些地区或群体存在资源浪费，而有些地区或群体却存在资源紧缺，尤其是那些因经济原因不能得到应有药物治疗的情况；③控制被经济利益驱动的不合理过度药物治疗，如个别医院和医生喜欢用进口药或高价药，而某些疗效明确的基本药物或"老药"因价格低廉，企业停止生产供应。众所周知，如何控制医疗费用的快速增长现已成为世界各国共同关注的难题。有限的医药卫生资源越来越难以满足日益增长的医疗保健需求。药品费用在整个医疗费用中占有相当大的比例，新药、进口药、高价药不断涌现，甚至有些"老药"改头换面后也变成了新药，药品费用增长成为医疗费用急剧增长的主要原因之一。

药物经济学为控制药品费用的不合理增长提供了一种可借鉴的方法，它是应用现代经济学的研究手段，结合流行病学、决策学、生物统计学等多学科研究成果，分析不同药物治疗方案，不同医疗或社会服务项目的成本、效益比，评价其经济学价值的差别，它通过对药物治疗的成本和结果两方面进行鉴别、测量和比较，确定经济的药物治疗方案。由于成本或结果都难以简单地量化，所以局限了该方法的使用。随着科学的发展，药物经济学应用将得到进一步的推广和完善。

五、药物治疗的规范性

随着科学的发展，对许多疾病的诊治都制定出了公认、权威、规范的指南或标准。在给患者实施药物治疗时，医生首先要熟悉这些指南或标准，同时还要让患者了解这些指南或标准，减少随意性和盲目性。药物治疗的规范性是保证合理用药的重要措施，药物的规范治疗是疾病规范治疗的一部分。临床上权威学术团体以最优的临床证据为基础，在循证医学理论的指导下，通过严格随机对照临床试验和系统评估，在对疾病的治疗方案加以验证和优化的基础上，最终形成系统、成熟、规范的疾病治疗指南。疾病治疗指南一般包含对疾病规范化的诊断、治疗、预后等各环节的临床指导。在药物治疗方面，指南往往根据疾病的分型、分期、疾病的动态发展及并发症，对药物选择、剂量、剂型、给药方案及疗程进行规范指导。临床治疗指南可以减少常见病治疗的随意性和不确定性，权威的指南能帮助医生对疾病治疗做出正确决策，提高医生的诊治水平，尤其是提高临床用药的规范化程度。尽管指南考虑了疾病的分型、分期及动态发展，但也不可能概括或解决临床实践中遇到的所有问题，特别是随着科学的发展，新的器械、新的疗法、新的药品不断出现，使医患双方都有了更多的选择，因此，临床上医生在针对某一具体患者时，既要考虑指南的严肃性，又要注意个体化的灵活性。目前许多专业机构都制定了本学科疾病诊治的相应指南，如《肺结核诊断和治疗指南》《急性脑梗死的欧洲治疗指南》《慢性乙型肝炎防治指南》

等，这些指南都有利于规范疾病的治疗。当然，随着临床医学、循证医学、药物基因组学及药理学等研究领域的发展，这些指南将不断得到更新和完善。

六、选择药物治疗的基本原则

对任何疾病都必须始终贯彻预防为主、防治结合的原则，即未病防病（包括传染性及非传染性疾病）、有病防变（早发现、早诊断、早治疗）、病重防危（防止并发症和保护主要器官功能）、病愈防复发。药物治疗指以达到提高患者生存质量为目的、有针对性的药物疗法。药物治疗的程序，首先需要明确患者的问题（诊断），随后拟定治疗目标并选择恰当的药物、剂量和疗程（治疗方案），然后开始治疗（开写处方并指导患者用药），经过一定时间后，检查治疗结果。如果患者的问题已解决，可停止治疗，否则需要重新检查上述所有步骤并进行相应调整。

（一）把握患者整体情况

根据病情轻重缓急，透过现象看本质，抓住主要矛盾，又要随时注意矛盾的转化。急则先治"标"，缓则先治"本"；如有可能，则"标""本"兼治。

1. 治"本"疗法

治"本"疗法又称对因治疗，治"本"就是针对病因或发病因素的治疗。许多疾病，只要进行对因治疗，就可解除患者痛苦，以至彻底治愈疾病。例如，无并发症的轻或中度的细菌、螺旋体、原虫及其他寄生虫感染，给予特效抗感染药物即可治愈。有些疾病表现为功能异常或病理生理改变，如心功能不全、心律失常、心绞痛、高血压、支气管哮喘或慢性失血性贫血等，当进行对症处理后，病情虽可缓解，但由于病因未除，仍易复发。因此，一定要努力寻找病因加以治疗，才能根治。

2. 治"标"疗法

治"标"疗法又称对症治疗，所谓"标"，就是临床表现，对症治疗即改善各器官的病理生理或功能改变所引起的症状、体征或血液的生化指标异常，这些异常变化常常是导致患者求医的主要原因。常见发热、疼痛、消瘦及各系统症状，如心血管系统有心悸、浮肿、气促、胸痛、血压波动、心律失常、晕厥等；呼吸系统有咳嗽、气促、咳痰、咯血、胸痛等；消化系统有食欲缺乏、恶心、呕吐、嗳气、反酸、呕血、腹痛、腹胀、腹泻、便秘、便血、黄疸等；泌尿系统有尿频、尿急、排尿疼痛、血尿、脓尿、尿失禁、尿潴留、少尿或无尿等；神经系统有头痛、头晕、眩晕、嗜睡、神志不清、昏迷、失眠、躁动、抽搐、瘫痪、思维紊乱或行为异常等。

当临床症状使患者感到痛苦、危及生命或影响远期预后时，应及时做对症处理，减轻症状，改善病理生理状况，赢得时间进行全面详细的检查，找出病因，诊断并进行病因治疗。

对"症"，也要分清本质进行有针对性的治疗，不可"头痛医头，足痛医足"。例如颅内压增高可引起头痛、呕吐，不可简单地给予镇痛、止吐药物而要降低颅内压。降颅内压时要用降压药物，而不可依靠腰椎穿刺（简称腰穿）抽出脑脊液减压，因为后者有引起脑疝的危险。颅内压过低也可致头痛，需要输液治疗。又如无尿，根据阶段性不同，处理原则也不同，急性失水引起的低血容量休克所致的无尿，在起病 6～7 h 快速补液改善休克后，无尿也就好转；但如无尿已持续 7 h 以上，肾小管已坏死，此时快速补液虽然可以升高血压，改善其他器官的微循环，但是无尿症状不会好转，大量输液反而有害；再如无尿一开始就是肾毒性物质引起的，如鱼胆或毒蕈中毒，大量补液是有害无益的。

对症治疗固然可解除患者的痛苦，甚至使患者脱离险境，但对于诊断未明确的患者要严格掌握，以免掩盖病情，延误诊断。例如，对急腹症患者不可滥用吗啡、哌替啶等麻醉性镇痛剂，对发热性疾病患者不可滥用肾上腺皮质激素或解热药。

3. 首选药、末选药、备选药

一般情况下，任何一种疾病都有几种药物或治疗方案可供选择。

（1）首选药

通常给患者用药时应把国家基本药物作为首选药。选用国家基本药物可以避免在大量的化学结构类似而商品名各异的药品中，重复用药或滥开处方，可以提高医生合理用药的水平。近年来一些国家除严格对药品生产实施药品生产质量管理外，还规定生产单一组分的制剂和一次服用最小包装，不但减少了药物组分间相互作用，也便于医生掌握和灵活应用。

特效药指药物有高选择性的作用机制，对其他受体均无作用，副作用小。特效药对某个疾病有特殊疗效，应作为首选药。

一般情况下，应将口服药作为首选药而不是肠道外用药作为首选药。

有些"单方""验方""秘方"或中成药对某些疾病确有明显疗效，可以作为首选药。

（2）备选药

选用药物要留有余地，病情不太严重时，不应一开始就用最新、最贵的药物，尤其是抗菌药物，否则当细菌对各种抗菌药物产生抗药性后，患者就失去了对抗细菌的有力武器，面对严重感染却无可奈何。因此，需要保留有力的武器——备选药，以便在关键时刻发挥作用。

4. 第一线、第二线、第三线药物

对于某一疾病的治疗药物通常可分为第一线、第二线和第三线药物。其目的是维持现有药品和新药的有用性。

第一线药物：疗效肯定，副作用小，价格合理，货源充足，依临床需要使用。

第二线药物：疗效好，但毒副作用相对较大或价格比较昂贵，应控制使用。根据病情需要，按临床治疗用药方案需要第二线药物治疗时，应由主治医师以上同意后方可使用。

第三线药物：疗效好、价格昂贵或近期研制出的保留品种，应严格控制使用。根据病情需要，按临床治疗用药方案需要第三线药物治疗时，应由副主任医师以上或科主任同意后方可使用。

以抗结核病为例，第一线抗结核药物有异烟肼、链霉素等，其中异烟肼对结核菌有高度选择性。第二线抗结核药物有卷曲霉素、对氨基水杨酸钠及其他抗结核药。在治疗结核病初期应当首选疗效好、价格低的第一线药物，保留第二线药物以备用。

（二）阶梯用药法

阶梯用药法指采用药物治疗某些疗程较长的慢性疾病时，需要根据病情、治疗效果、不良反应及药物之间的相互作用等多种因素，有计划、分阶段地对所用药物加以调整。这种方法能充分利用各种药物的特点，结合机体反应，取长补短，提高疗效，减少不良反应。

WHO 推荐的癌症"三阶梯"止痛疗法，即在对癌症疼痛的性质和原因做出正确评估后，根据患者的疼痛程度适当地选择镇痛药，由弱到强，逐步升级，逐级增加。第一阶梯止痛疗法即对轻度疼痛的患者主要选用非阿片类解热镇痛药，如阿司匹林、布洛芬、对乙酰氨基酚等。第二阶梯止痛疗法即对中度疼痛应加用弱阿片类镇痛药，如可待因、双氢可待因、曲马多等。第三阶梯止痛疗法即对重度疼痛应使用强效阿片类镇痛药双吗啡、氢吗啡酮、美沙酮、丁丙诺啡等。正确实施癌症三阶梯镇痛疗法，90% 的癌症患者可免除疼痛的困扰。止痛剂量应根据患者的需要，由小到大，直至患者疼痛消失为止，不要对药量限制过严而致用药不足。美国专家调查显示，晚期癌症患者使用麻醉药产生依赖性的现象极为少见，即使出现也很容易解脱。癌症患者需求的是镇痛效果，而不是精神上的刺激。不应过分强调麻醉药的成瘾性，重要的是控制住癌痛，施与人道主义，消除心理障碍，克服恶性循环。应当有规律地按时给药，即每 3 ~ 6 h 给药一次，而不是只在患者诉说疼痛时给药。预防疼痛的复发比治疗复发性疼痛更为重要，效果也更好，同时能减少镇痛药的用量。此外，辅助药物可在三阶梯治疗的每一阶梯上与镇痛药物联合使用。其作用：①增强镇痛效果，有时可减少镇痛剂的用量；②减轻镇痛药的不良反应；③改善癌症患者伴有的精神心理症状，如使用抗抑郁药和抗焦虑药；④治疗特殊类型的疼痛，如抗惊厥药对枪击性和针刺样疼痛有效，阿米替林对浅表烧灼样疼痛有效。通过控制疼痛和姑息治疗，可以提高患者的生存质量，延长其生存时间。

抗菌药物降阶梯治疗法，开始抗感染时选用广谱、强效的抗菌药物，尽量覆盖可能的致病菌，或称为"猛击"原则；其后 48 ~ 72 小时根据药敏试验结果再调整抗菌药物，以降阶梯或缩窄抗菌谱的药物、全程用药治疗。广谱抗菌药的抗菌范围广泛，如氯霉素、氟喹诺酮类药物不仅有抗菌作用，并且对衣原体、肺炎支原体、立克次体等也有抑制作用。窄谱抗菌药物只作用于单一菌种或单一菌属，如异烟肼只对分枝杆菌属有效。

（三）效果－风险比最大原则

在选择治疗药物时，应努力寻找效果与风险之间适当的平衡点，力求在获得尽可能大的治疗效果的同时，使患者承担尽可能小的治疗风险。对于危及患者生命的严重疾病，使用疗效高却产生不良反应的药物是可以的，如癌症患者应用化疗药物会对机体有一定损害，患者用药过程会出现短期剧烈呕吐、脱发、血细胞减少等症状，需要采取必要的措施以减轻用药后的不良反应。不良反应发生率高的药物让患者承受的风险相应增大，有时需考虑让患者冒较大的风险换取疗效是否值得。

俗话说"是药三分毒"。人们为了治病，减轻病痛，不得不承担一定的用药风险。从用药者的感受和人身安全的角度出发，用药风险的表现形式和程度千差万别，轻者稍感不适，严重的致残或死亡。从用药的效果出发，用药者对风险的承受能力差别很大。对于挽救生命的药物治疗（如化疗），患者能够承受比较严重的药物不良反应；对于调节正常生理功能的用药（如避孕），用药者可能会因任何轻微的不适而拒绝使用。

（四）一切从实际出发

针对原发疾病的病情及并发症的严重程度诊断主次，根据主客观条件以及对患者的利害得失，权衡轻重缓急，选择治疗方案。应全面考虑，找出主要矛盾，进行综合治疗，不可单纯依赖药物。用药既要有针对性，又要分清主次、先后，不可"大包围"式地用药。个别医务人员未很好地掌握高精尖检查技术的适应证造成药品滥用，片面认为新药贵药就是最好的药，而不愿使用较为价廉的"老"药，甚至将一切"老药"贬称为已淘汰的药，这些因素不适当地增加了医药费用的支出。事实上不少"老药"不仅有效、不良反应较少而且价廉，其显效率可能低于某些新药、贵药，但是只要其对某些患者能产生较好的效果，就可继续使用。何况，有些新贵药物还是会有患者难以忍受的不良反应。在选用新药与"老药"的问题时，比较客观的现实的态度应该是从疗效和费用上综合考虑。我国的药师在日常工作中应该考虑我国实际情况，用卫生经济学的观点指导实际工作。

（五）始终贯彻个体化原则

由于患者年龄、性别、体重、生理状况、环境因素、病情程度、病变范围、病程阶段、肝肾等解毒排毒器官的功能状况，并发症的有无，既往治疗的反应，对药物的吸收、代谢、排泄率，免疫力和病原微生物对抗菌药物的耐受性等方面的差异，以及患者对药物的反应性（包括新用的和过去曾经用过的）大小的不同，在治疗上用药的种类和剂量大小的选择均应有所不同，不可千篇一律。指南中所列治疗药物的剂量范围可供参考，还要根据所要解决问题的特点、药物性能及患者所用实际药量的治疗反应，深入分析，适时调整。对于许多慢性病，尤其在老年人用药时，开始用药量宜小，而且应当根据病情调整用药量。例如药物治疗高血压时，应先确定准备达到的血压水平，适时调整药量并加强对血压的监测，防止血压过高或过低。

（六）树立发展观点

了解患者用药情况（在门诊患者尤其重要），仔细观察治疗反应，及时评价判断疗效，酌情增减药量，加用或更换药物并继续严密观察效果，与此同时还要观察药物不良反应或者一些不应该有的情况。不良反应有两种情况：一是患者自身对药物出现了异常反应，例如，有的患者在用青霉素治疗过程中虽然皮试阴性但在连续注射或滴注几次后可能突然发生过敏性休克，医务人员切不能以为皮试阴性又已经用了几剂未出现异常反应就放松对严重过敏反应的警惕；二是由于药物带来的问题除已知的不良反应以外，还有医源性疾病，其中突出的有肾上腺皮质激素带来的各种不良反应及抗菌药带来的二重感染或菌群失调等问题。因此，用药不但要严格掌握适应证，而且在使用中要有目的地加强观察，才能取得最佳疗效。

（七）药物治疗方案制定的一般原则

疾病的发展可以是基础疾病的进展和复发，也可以是诱发因素或并发症引起病情的发作或恶化，应当分清主要矛盾和次要矛盾，要密切关注和预测疾病的发展趋势，及时调整治疗方案。合理的药物治疗方案可以使患者获得适度、有效、安全、规范、经济的药物治疗。药物治疗方案的制订应考虑以下几个方面。

1. 为药物治疗创造条件

有些疾病在实施药物治疗前需采取一些非药物措施（一般治疗），为药物治疗创造条件，提高药物治疗效果或减少药物治疗的不良反应。

改善环境。如职业性哮喘患者应改变工作环境。

改变生活方式。高血压患者应限制摄盐量、合理饮食并进行有规律的体育锻炼。

2. 确定治疗目标，选择合适药物

药物治疗的目标可以是消除病因或祛除诱因，也可以是减轻症状和处理并发症。在疾病发展的不同阶段，应抓住主要矛盾，制定相应的阶段性治疗目标，解决主要的临床问题。

消除病因。如大叶性肺炎是细菌引起的肺部感染，用抗菌药控制感染。

祛除诱因。如肥胖、高血压、高血脂、糖尿病往往是脑血管疾病的诱因，因此可通过有效控制体重、血压、血脂、血糖来预防。祛除诱因是防治脑血管疾病的重要措施之一。

预防发病。如维持足够的钙和维生素 D 摄入，以降低骨质疏松症的发生风险。

控制症状。如针对肿瘤患者的疼痛给予镇痛药，对感染性休克患者及时给予抗休克治疗。

治疗并发症。如慢性阻塞性肺疾病急性发作可出现呼吸衰竭、心力衰竭等，应分别作相应处置。

为其他治疗创造条件或增加其他疗法的疗效。如肿瘤患者先进行化疗使肿瘤缩小再接受其他治疗。

3. 选择合适的用药时机

许多疾病都强调早治疗，如肿瘤提倡早诊断、早治疗，因为越早治疗，肿瘤细胞越敏感，治愈率越高；而对中晚期肿瘤，可以先化疗以抑制原发病灶，消灭亚临床病灶，然后实施手术治疗，也可以先行手术治疗，然后辅助以化疗消灭残余癌细胞。对缺血性脑卒中患者，早治疗才能抓住血栓溶解的机会，改善预后。在糖尿病的治疗中，胰岛素用得早才能保护胰岛 β 细胞，减缓糖尿病的发展进程，延长患者生存期。并不是所有的疾病都要求尽量早治疗，如高血压、糖尿病等，在改善生活习惯如饮食控制、适度运动等能有效控制时，可以先不实施药物治疗。

4. 选择合适的给药方案

对于新生儿患者几乎所有的药物都静脉给药，因为他们的胃肠道功能不完善，药物吸收差，而且新生儿的肌肉组织非常少，不能采用肌内注射。夜间哮喘应当用控释制剂才能控制夜间发作，哮喘用药经雾化吸入有起效快、用药量少和副作用轻等优点。如为了有效控制清晨可能出现的血压升高或关节僵硬，有时选用具有时滞脉冲释放的抗高血压药物或推迟服用晚间的抗类风湿药物等。药物使用剂量应依据年龄、身高、体重、病情轻重、肝肾功能、药物反应的遗传多态性以及不良反应做适当调整，希望以最低的剂量和最小的不良反应达到理想的治疗效果。如果剂量不合理可能出现适得其反的后果。例如，糖尿病治疗过程中出现低血糖昏迷等。随着病情的好转或进展，应相应调整剂量。合用其他的相关药物时，应严密观察两药的作用可能叠加或拮抗，剂量需要调整。

5. 选择合理的联合用药

在临床上，一般根据治疗目标的需要，选用不同类别的药物，以实现不同的治疗目标。针对某一具体治疗目标，尤其是在使用一种药物难以奏效时，如癌症、严重感染、高血压等，为了达到更好的临床效果，可以选用两种或两种以上的药物进行合理的联合用药。联合用药应该达到的目标是：①增强疗效。针对某一具体治疗目标，联合用药在疗效方面应该产生协同效应即 1+1 > 2，或相加效应即 1+1=2。例如肿瘤的化疗，往往选用不同作用机制或作用于不同的细胞周期时相的抗癌药组成合理的化疗方案，达到协同抗肿瘤的效果。②减少不良反应。例如用 α- 肾上腺素受体激动剂去甲肾上腺素对抗氯丙嗪过量引起的低血压；针对肿瘤化疗产生的剧烈的呕吐和严重的骨髓抑制，可联合应用镇吐药和促进骨髓造血的药物。③用药的风险与费用不增加。临床上联合用药的种数与不良反应发生率以及药品的费用呈正相关，因此要严格规范联合用药，单一药物治疗有效，就尽量不要联合用药。同时要对联合用药方案进行效益与风险评价以及药物经济学评价。例如，肿瘤化疗方案的制订，不能只关注对肿瘤细胞的杀伤效果，还要关注患者的耐受程度和经济上的承受能力。

④使用方便，患者的依从性好。联合用药必须方便可行，如果可行性差，患者的依从性不好，则难以实施，达不到预期效果。

6. 确定合适的疗程

疗程依据病情、治疗反应和治疗目标等因素确定，可以是数天也可以是终身治疗。

不同的疾病：普通感冒的治疗只需数天，而许多慢性病如结核病、高血压等的治疗是长期甚至终身的。

不同的病情：肺癌依据患者的病情轻重、一般情况、肿瘤的细胞类型等决定化疗疗程，通常是 4 ~ 6 个疗程。

不同的治疗反应：治疗措施得当，病情及时控制，可按期结束治疗；也可能由于种种原因，病情未能及时控制，应适当调整用药方案，并延长用药治疗的时间。

不同的病原体：一般细菌性肺炎的抗菌治疗需要 1 ~ 2 周，抗结核短期化疗疗程为 6 ~ 9 个月，干扰素抗乙型肝炎病毒的疗程为 3 ~ 6 个月。

7. 药物与非药物疗法的结合

许多疾病的治疗都需要综合治疗，包括药物治疗、手术治疗、康复治疗、心理治疗等。药物与非药物疗法应该密切配合、优势互补、合理应用。在不同病程阶段，药物治疗与其他疗法之间的主次地位可以相互转换，应抓住主要矛盾，及时采取相应的调整措施。

第四节 处方的调配与管理

处方调配与管理是药师最主要的工作，既含有药事管理的法律规范，也是药物治疗学的重要内容。医师开具处方，药师调配处方，护士执行处方进行药物治疗学的活动。优秀的药品处方的调配不仅仅是药品的正确发放，同时也有药品信息的提供和药学服务工作的开展，从而达到保证用药安全、有效、经济方便的目的。学习和掌握处方的调配与管理的知识、方法及步骤，是开展药物治疗学工作的基本要求。

一、处方概述

处方是进行药物治疗的一项重要文件。一般地讲，医师（注册的执业医师和执业助理医师）在诊疗活动中为患者开具的，由药师（包括医疗、预防、保健机构和药品零售企业的，具有相应药学专业技术职务任职资格和资质的人员）审核、调配、核对，并作为发药凭证的医疗用药的医疗文书。医师处方是直接关系到患者的医疗效果，其具有法律、技术和经济等多方面的重要意义。处方的法律意义在于医师书写处方或调配处方如出现差错造成医疗事故时，医师或药师负有法律上的责任。处方的技术意义，在于它写明了药品名称、规格、数量及用量用法等。处方的经济意义在于它是统计调剂工作量、药品消耗数量及经济金额等的原始资料，可作为报销、预算和采购的依据。处方药必须凭医师处方销售、调剂和使用。另外，处方书写正确与否，不仅反映了医师的诊疗水平，也体现了医师是否具有高度的责任心。医师应当根据医疗、预防、保健需要，按照诊疗规范、药品说明书中的药品适应证、药理作用、用法、用量、禁忌、不良反应和注意事项等开具处方。开具麻醉药品、精神药品、医疗用毒性药品、放射性药品的处方须严格遵守有关法律法规和规章的规定。处方规范化程度同时也反映了每个医院的整体业务素质和管理水平。所以，医师处方和药师调剂处方应当遵循安全、有效、经济的原则，并注意保护患者的隐私权。

二、处方的类型

（一）法定处方

主要指《中国药典》、国家药品监督管理局颁布标准所收载的处方。它具有法律的约束力，在制造或医师开写法定制剂时，均需遵照法定处方的规定。

（二）协定处方

通常是由医疗机构根据医疗需要，与医师协商制定的处方。它适于大量配制与贮备，便于控制药物的品种与质量，提高工作效率，并减少患者等候取药的时间。但协定处方仅适用于最为常用的药剂和通常惯用的剂量。由于病种繁多，药物品种繁多，患者体质不同，因此不应当也不可能将所有药剂都列入协定处方范围。医师可根据患者具体情况，使用协定处方或临时书写处方。祖国医学十分重视辨证论治，所以医师在开中医处方时，一般都临时书写。

（三）单方、验方

单方一般是比较简单的处方，通常用单味药或简单的药味组成。验方是民间积累的有效经验处方。

（四）制剂处方

主要指经药监部门批准，按医疗机构制剂标准收载的法定或非法定制剂处方。

三、处方格式

根据国家卫生部（现国家卫生健康委员会）颁布，2007 年 5 月 1 日起施行的《处方管理办法》，处方格式由前记、正文和后记三部分组成。

（一）前记

包括医疗机构名称、处方编号、患者姓名、性别、年龄、门诊或住院病历号、科别或病区和床位号、临床诊断、开具日期等，并可添列专科要求的项目。

1. 姓名

清楚写明患者的姓名，可以避免患者取错或错服药品。

2. 性别

不同性别对药物的反应，原则上并无差异，但对于某些性激素和作用于性器官的药物，性别反应的差异是不言而喻的。此外，妇女在月经、妊娠、哺乳期等特殊的生理状态时，对某些药物的反应也与一般情况不同。还应注意某些药物可能通过胎盘进入胎儿或经乳腺分泌进入乳婴体内，从而有引起畸胎或影响胎儿发育和引起中毒的危险。

3. 年龄

儿童与老年人对药物的反应与成年人不同，故成人应写明实足年龄，婴幼儿应写明实足岁月。儿科处方上，最好在年龄后边有体重一项，这对于按体重计量给药和遇到有重姓名或相似的患者时，便于鉴别。

4. 科别

科别应书写清楚、准确，如果处方存在问题时便于同该科医师联系。

5. 处方日期

为避免病情变化，处方为开具当日有效，故处方上应写明确切的日期。特殊情况下需延长有效期的，由开具处方的医师注明有效期限，但有效期最长不得超过 3 天。

（二）正文

以 Rp 或 R（拉丁文 Recipe "请取" 的缩写）标示，分列药品名称、规格、数量、用法、用量。

药品名称以《中华人民共和国药典》收载或药典委员会公布的《中国药品通用名称》。如无收载，可采用通用名或商品名。药名简写或缩写必须为国内通用写法。中成药和医院制剂品名的书写应当与正式批准的名称一致。

（三）后记

医师签名和（或）加盖专用签章，药品金额以及审核、调配、核对、发药的药师签名。

四、中药处方

中药处方的内容，大致与西药处方相似。一般有患者姓名、药方、炮制（配制）方法、用法、禁忌及医师签字等。症状及诊断一项统称医案可记载在处方上，但目前一般另行保存。中药处方通常都用中文书写。中药处方调配中需要注意药方中药名的附加要求。药名的附加要求，是指医师为了临床需要，在药物正名前或后加入一个或两个字，以表示医师的用药要求。调剂人需要精通这些要求，才能准确完成处方的调剂要求，达到医师用药的预期疗效，附加要求一般有以下几点。

要求产地：如川贝母、浙贝母、川郁金、广郁金等。川贝母长于滋阴润肺，多用于虚证，浙贝母长于清热，多用于实证，应在配方时注意，勿互相代用。药物的性味随产地的地理环境不同而有不同，故中药讲究"地道药材"。

要求剂量：使用法定剂量单位，用阿拉伯数字书写，原则上以克（g）为单位。

要求净选切制：如净半夏、槟榔片等。净选切制的目的是洁净药物，把药材加工成片、段、块等不同形状的"生片"，以保证药物的纯度，利于有效成分的煎出。

要求炮制：不同炮制品功效不同，如生地黄为清热凉血药，熟地黄为补血药；有的炮制方法可以减少毒性，有的炮制方法可以提高疗效，有的炮制方法可以矫味等。因此配方时不可生炙互代。

中药处方中常见在某种药名的上角或下角加的注释语，称脚注。

常见的脚注有以下两种功能：①特殊煎煮方法，如先煎、后下、包煎、烊化、单煎、冲服、兑服等。配方时，这类药品都要单包并注明用法。②临方炮制，如打碎、研细、捣汁、拌炒等，以提高药物疗效。

处方用法用量紧随剂数之后，包括每日剂量、采用剂型、每剂分几次服用、用药方法、服用要求等内容。

五、特殊药品处方

（一）麻醉、精神药品的调配和使用

麻醉药品是指连续使用后易产生生理依赖性、成瘾性的药品。如医院常用的有阿片类、吗啡类、可卡因类、乙基吗啡类、可待因类以及合成药哌替啶、芬太尼、美沙酮等。

精神药品是指直接作用于中枢神经系统使之兴奋或抑制，连续使用能产生依赖性的药。

医疗机构可根据管理需要在门诊、急诊、住院等药房设置麻醉、精神药品周转库（柜），库存不得超过本机构规定的数量。周转库（柜）应每日结算。门诊药房应固定发药窗口，有明显标识，并由专人负责麻醉、精神药品调配。

执业医师经设区的市级以上人民政府卫生主管部门考核合格，取得麻醉药品处方资格后，方可在医疗机构开具麻醉药品处方。开具麻醉药品应使用专用处方（纸质），颜色为淡红色。开具处方应书写完整、字迹清晰，写明患者姓名、性别、年龄、身份证号、病历号、疾病名称、药品名称、规格、数量、用法用量、医师签名。医师开具麻醉、精神药品处方时，应在病历中记录。不得为他人开具不符合规定的处方或为自己开处方使用麻醉、精神药品。

麻醉药品、第一类精神药品注射剂处方为一次用型，其他剂型处方不得超过 3 日用量，控（缓）释制剂处方一次不超过 7 日用量。第二类精神药品处方一次不超过 7 日用量，对

于某些特殊情况，处方用量可适当延长。

处方的调配人、核对人应当仔细核对麻醉药品处方，签署姓名，并进行登记；对不符合规定的麻醉药品处方，处方的调配人、核对人应当拒绝发药。

（二）医疗用毒性药品的调配与使用

医疗用毒性药品（以下简称毒性药品）是指毒性剧烈、治疗剂量与中毒剂量相近、使用不当会致人中毒或死亡的药品。医疗用毒性药品的调配与使用必须严格按有关管理办法进行。医疗用毒性药品分为西药和中药两大类。

1. 西药毒性药品的品种

去乙酰毛花苷 C、士的宁、三氧化二砷、氢溴酸后马托品、阿托品、毛果芸香碱、水杨酸毒扁豆碱、升汞、洋地黄毒苷、氢溴酸东莨菪碱、亚砷酸钾。

注：西药毒性药品的品种仅指原料药，不包含制剂。

2. 中药毒性药品的品种

砒霜、青娘虫、红娘虫、闹羊花、生千金子、雄黄、生川乌、生藤黄、洋金花、生白附子、轻粉、生附子、生草乌、白降丹、生天仙子、红粉、生半夏、生甘遂、生狼毒、生马钱子、水银、生南星、生巴豆、斑蝥、雪上一枝蒿、蟾酥。

注：中药毒性药品的品种系指原药材和饮片，不包含制剂。

调配中药处方时，必须认真负责，计量准确，按医嘱注明要求，并由配方人员及具有中药师以上技术职称的复核人员签名盖章后方可发出。对处方未注明"生用"的毒性中药，应当付炮制品。如对处方有疑问时，须经原处方医师重新审定后再行调配。处方一次有效，取药后处方存 2 年备查。

六、处方制度

（一）医师处方权

经注册的执业医师在执业地点取得相应的处方权。医师须在注册的医疗、预防、保健机构签名留样及专用签章备案后方可开具处方。医师开具处方必须本人亲自签字、盖章，不准他人代签代盖。不准事先在空白处方上签字、盖章后交他人代开处方。

（二）处方书写规则

处方记载的患者一般项目应清晰、完整，并与病历记载相一致。

每张处方只限于一名患者的用药。

处方字迹应当清楚，不得涂改。如有修改，必须在修改处签名及注明修改日期。

药品名称应当用规范的中文名称书写，没有中文名称的可以使用规范的英文名称书写；医疗、预防、保健机构或医师、药师不得自行编制药品缩写名或用代号。书写药品名称、剂量、规格、用法、用量要准确规范，药品用法可用规范的中文、英文、拉丁文或缩写体书写，但不得使用"遵医嘱""自用"等含糊不清的字句。

患者年龄必须写实足年龄，婴幼儿写日、月龄。必要时，婴幼儿要注明体重。

西药、中成药要分别开具处方，也可以开具一张处方，中药饮片应当单独开具处方。

开具西药、中成药处方，每一种药品须另起一行。每张处方不得超过五种药品。

中药饮片处方的书写，可按"君、臣、佐、使"的顺序排列；药物调剂、煎煮的特殊要求注明在药品的后上方，并加括号，如布包、先煎、后下等；对药物的产地、炮制有特殊要求，应在药名的前方写出。

药品用法用量一般应按照药品说明书中的常规用法剂量使用，特殊情况需超剂量使用时，应注明原因并再次签名。

药品剂量与数量一律用阿拉伯数字书写。剂量应当使用法定剂量单位：重量以克（g）、毫克（mg）、微克（μg）、纳克（ng）为单位；容量以升（L）、毫升（mL）为单位；国际单位（IU）、单位（U）；中药饮片以克（g）为单位。

片剂、丸剂、胶囊剂、冲剂分别以片、丸、粒、袋为单位；溶液剂以支、瓶为单位；软膏及乳膏剂以支、盒为单位；注射剂以支、瓶为单位，应当注明含量；中药饮片以剂为单位。

除特殊情况外，应当注明临床诊断。

开具处方后的空白处应画一斜线，以示处方开具完毕。

处方医师的签名式样和专用签章必须与在药学部门留样备查的式样相一致，不得任意改动，否则应重新登记留样备案。

（三）处方调剂管理

根据《处方管理办法》规定，取得药学专业技术职务任职资格的人员方可从事处方调剂工作。药师在执业的医疗机构取得处方调剂资格。药师签名或者专用签章式样应当在本机构留样备查。具有药师以上专业技术职务任职资格的人员负责处方审核、评估、核对、发药以及安全用药指导；药士从事处方调配工作。药师应当凭医师处方调剂处方药品，非经医师处方不得调剂。

药师应当按照操作规程调剂处方药品：认真审核处方，准确调配药品，正确书写药袋或粘贴标签，注明患者姓名和药品名称、用法、用量，包装；向患者交付药品时，按照药品说明书或者处方用法，进行用药交代与指导，包括每种药品的用法、用量、注意事项等。

药师应当认真逐项检查处方前记、正文和后记书写是否清晰、完整，并确认处方的合法性。药师应当对处方用药适宜性进行审核，审核内容包括：规定必须做皮试的药品，处方医师是否注明过敏试验及结果的判定；处方用药与临床诊断的相符性；剂量、用法的正确性；选用剂型与给药途径的合理性；是否有重复给药现象；是否有潜在临床意义的药物相互作用和配伍禁忌；其他用药不适宜情况。

药师经处方审核后，认为存在用药不适宜时，应当告知处方医师，请其确认或者重新开具处方。药师发现严重不合理用药或者用药错误，应当拒绝调剂，及时告知处方医师，并应当记录，按照有关规定报告。药师对于不规范处方或者不能判定其合法性的处方，不得调剂。

医疗机构应当将本机构基本用药供应目录内同类药品相关信息告知患者。除麻醉药品、精神药品、医疗用毒性药品和儿科处方外，医疗机构不得限制门诊就诊人员持处方到药品零售企业购药。

第四章 临床基础检验技术

第一节 体液检验技术

一、痰液检查

痰液是气管、支气管和肺泡所产生的分泌物。健康人的痰量很少，当呼吸道黏膜和肺泡受过敏、感染等刺激时，痰量增多。在病理状态下，不仅痰量增多，痰的性质也发生变化。痰液的检查目的为：①辅助诊断某些呼吸系统疾病，如支气管哮喘、支气管扩张症、慢性支气管炎等；②确诊某些呼吸系统疾病，如肺结核、肺癌、肺吸虫病等；③观察疗效和预后判断等。

（一）一般检查

1. 量

（1）参考值

正常人一般不咳痰或仅有少量泡沫样痰或黏液样痰。

（2）临床意义

当呼吸道有病变时，痰量可增加（> 50 mL），大量痰液提示肺内有慢性炎症或空腔性化脓性病变，如支气管扩张症、肺脓肿、肺结核等。在病程中如痰量逐渐减少，表示病情好转；反之表示病情有所发展。在肺脓肿或脓胸向支气管破溃时，痰量可突然增加并呈脓性，因此观察痰量可了解病情的变化。

2. 颜色、气味、性状

（1）参考值

正常人可咳出少量痰，为无色或灰白色。

（2）临床意义

颜色。病理情况下颜色有以下改变：①红色或棕红色。可由出血所致，见于肺癌、肺结核、支气管扩张症等。②鲜红血丝痰。常见于早期肺结核或病灶播散时。③粉红色泡沫样痰为急性肺水肿特征。④铁锈色痰。多由血红蛋白变性所致，见于肺炎、肺梗死等。⑤黄色或黄绿色。由于含有大量脓细胞所致，如慢性支气管炎、肺结核等。⑥铜绿假单胞菌感染或干酪性肺炎时，常呈黄绿色。⑦棕褐色。见于阿米巴肺脓肿。⑧烂桃样灰黄色。

由于肺的坏死组织分解所致，见于肺吸虫病。⑨灰色、灰黑色。由于吸入大量粉尘或长期吸烟所致，见于煤矿工人、锅炉工人或大量吸烟者的痰液。

气味。①正常人痰液无特殊气味。②血性痰液呈血腥味，见于肺结核、肺癌等。③肺脓肿、支气管扩张症、晚期肺癌的痰液可呈恶臭味。④粪臭味见于膈下脓肿与肺相通时、肠梗阻、腹膜炎等；⑤大蒜味见于砷中毒、有机磷中毒。

性状。一般分为黏液性、浆液性、脓性、血性和混合性 5 种：①黏液性痰，黏稠、无色透明或略呈灰色，见于急性支气管炎、支气管哮喘、早期肺炎等。②浆液性痰，稀薄而有泡沫，由肺部淤血、毛细血管内液体渗入肺泡所致，见于肺水肿等。③脓性痰。绿色或黄绿色、黄褐色的脓状，主要由大量脓细胞构成，可见于各种化脓性感染。大量脓痰静置后可分为 3 层，上层为泡沫黏液，中层为浆液，下层为脓及坏死组织，见于支气管扩张症、肺脓肿或脓胸向肺内破溃等。④血性痰。痰内带血丝或大量鲜红色泡沫样血痰，为喉部以下的呼吸器官出血所致，见于肺结核、支气管扩张症、肺癌等。⑤混合性痰。由上述两种或三种痰混合而成，如黏液脓性痰、浆液脓性痰等。见于肺脓肿、慢性支气管炎发作期。

（二）显微镜检查

1. 参考值

正常人痰液有少量柱状上皮细胞及白细胞，无红细胞及心力衰竭细胞，无寄生虫卵及致病菌。

2. 临床意义

痰液显微镜检查有助于呼吸系统某些特征性疾病的诊断。①红细胞增多为血性痰，常见于肺或气管出血。②白细胞增多，见于呼吸道炎症。③嗜酸性粒细胞增多，见于过敏性支气管哮喘、肺吸虫病等。④柱状上皮细胞常见于急性支气管炎或支气管哮喘。⑤心力衰竭细胞见于肺炎、心力衰竭、肺栓塞等。⑥寄生虫卵痰液中有肺吸虫卵及蛔虫卵、钩虫卵，可分别诊断为肺吸虫病、蛔虫病、钩虫病。⑦致病菌有肺炎双球菌，可诊断为肺炎。⑧有放线菌块可诊断为放线菌病。

二、脑脊液检查

脑脊液为无色透明的液体，充满在各脑室、蛛网膜下腔和脊髓中央管内。脑脊液主要由脑室中的脉络丛产生，与血浆和淋巴液的性质相似，略带黏性。

正常成年人的脑脊液总容量 130 ~ 150 mL，其比重为 1.005，呈弱碱性，不含红细胞，但每立方毫米约含 5 个淋巴细胞。在中枢神经系统内，脑脊液产生的速率为 0.3 mL/min，日分泌量在 400 ~ 500 mL。侧脑室内的脉络丛组织是产生脑脊液的主要结构。脉络丛主要分布在侧脑室的底部和第三、第四脑室的顶部，其结构是一簇毛细血管网，其上覆盖一层室管膜上皮，形似微绒毛。此微绒毛犹如单向开放的膜，只向脑室腔和蛛网膜下腔分泌脑脊液。正常脑脊液具有一定的化学成分和压力，对维持颅内压的相对稳定有重要作用。患中枢神经系统疾病时，常要做腰穿吸取脑脊液进行检查，以协助诊断。脑脊液的性状和压力受多种因素的影响，若中枢神经系统发生病变，神经细胞的代谢紊乱，将使脑脊液的性状和成分发生改变；若脑脊液的循环路径受阻，颅内压将增高。

（一）压力检查

1. 颈静脉压迫试验

用手压迫双侧颈静脉，使颅内静脉系统充血而致颅内压增高，增高的压力传达到连接于腰穿针的压力玻管上，可引起液面的明显升高，放松压迫后液面迅速下降。当椎管有梗阻时，压迫后液面上升、下降缓慢甚或不能。精确测定时，使用血压计气袋缠于颈部，分别充气至 2.7 ~ 5.3 kPa，压迫 30 s 后放松 30 s，其间每 5 s 记录一次压力，并绘制成图。有颅内压增高或疑有颅内肿物、出血者忌行。

无梗阻时脑脊液压力应在颈部加压后 15 s 左右迅速升至最高点，去压后 15 s 左右又能迅速降至初压水平。部分梗阻时压力上升、下降均缓慢，或上升后不能下降至初压水平；完全梗阻时，则在颈部加压后，测压管脑脊液压力不升或上升极少。

2. 压腹试验

以拳头用力压迫患者上腹部或令其屏气，使下腔静脉及下胸段以下硬脊膜外静脉充血，引起上述水平以下脑脊液压力的迅速上升，可了解下胸段及腰骶部的脊髓蛛网膜下腔以及腰穿针和测压管有无梗阻。正常时压力升高约为初压的 2 倍，压迫停止后压力迅速下降至初压水平。若压力上升缓慢或不升谓之阳性，说明下胸段以下蛛网膜下腔梗阻。腰穿针和测压管不通畅亦可呈阳性，需注意。

3. 双针联合穿刺试验

在疑有椎管内梗阻的上下部位如第 2 ~ 3 腰椎与第 5 腰椎至第 1 骶椎两处同时进行穿刺，借梗阻平面上下两处脑脊液压力在颈静脉压迫试验中所显示的差别，可以测第 2 ~ 5 腰椎之间有无梗阻。

4. 单侧颈静脉压迫试验

压迫一侧颈静脉引起脑脊液压力上升，但压迫另一侧颈静脉时压力无变化，称为单侧颈静脉压迫试验阳性。提示该侧窦或颈内静脉有梗阻，如血栓形成等。

终压放出脑脊液后所测得的压力，当低于原初压的 1/2 时常为异常。正常人放液 2 ~ 3 mL 后的颅内压降低一般不超过 0.098 ~ 0.197 kPa 或保持不变。若放液 3 ~ 5 mL 颅内压下降 > 0.5 kPa，应考虑椎管内或枕骨大孔处已有不同程度的梗阻，梗阻的部位越低，这种现象越明显；完全性梗阻时，终压有时可下降到零。若放出数毫升脑脊液后，脑压下降很少或很快恢复到初压水平，则提示有交通性脑积水或颅内压增高。

（二）性状检查

正常脑脊液无色透明，新生儿脑脊液（因含有胆红素）、陈旧性出血或蛋白含量过高时，脑脊液可呈黄色。新出血时则呈红色或血性，须和穿刺误伤引起的出血鉴别，前者脑脊液血染浓度前后均匀一致，离心后上清液呈黄色或淡黄色，隐血试验阳性，红细胞形态边缘皱缩或破裂，而创伤性出血则反之。细菌性脑膜炎时，脑脊液可呈乳白色或绿色混浊，垂直静置后可出现薄膜样沉淀物，如结核性脑膜炎有由液面倒悬至试管底部的漏斗蛛网状薄膜等，在薄膜样沉淀物中寻得细菌的阳性率一般较高。

1. 颜色

红色：常见于蛛网膜下腔出血、脑出血、硬膜下血肿等。如腰穿时观察到流出的脑脊液先红色后转无色，为穿刺损伤性出血。

黄色：见于陈旧性蛛网膜下腔出血及脑出血、包囊性硬膜下血肿、化脓性胸膜炎、脑膜粘连、脑栓塞；椎管梗阻；脑、脊髓肿瘤及严重的结核性脑膜炎；各种原因引起的重症黄疸、心功能不全、含铁血黄素沉着症、高胡萝卜素血症等。

乳白色：见于化脓性脑膜炎。

微绿色：见于铜绿假单胞菌性脑膜炎、甲型链球菌性脑膜炎。

褐色或黑色：见于中枢神经系统的脑膜黑色素瘤、黑色素肉瘤等。

2. 透明度

微浑：常见于乙型脑炎、脊髓灰质炎、脑脓肿（未破裂者）。

浑浊：常见于化脓性脑膜炎、结核性脑膜炎等。

毛玻璃状：常见于结核性脑膜炎、病毒性脑膜炎等。

凝块：见于化脓性脑膜炎、脑梅毒瘤、脊髓灰质炎等。

薄膜：常见于结核性脑膜炎等。

（三）细胞学检查

当脑膜有刺激性或炎性病变时，脑脊液的白细胞计数即可增多。故中枢神经系统发生感染性病变时，有多核或单核细胞的不同程度的增高；各种脑部肿瘤特别是临近脑膜、脑室或恶性者，也有白细胞的增多。

使用特殊的脑脊液细胞离心沉淀器，将浓集于玻片上的细胞给以各种染色，还可细致观察到细胞的形态改变，大大提高了诊断效果，如嗜酸性粒细胞增高提示有中枢神经系统寄生虫感染；内有含铁血黄素的吞噬细胞提示脑脊液中有陈旧性出血等。此外，还可直接观察到肿瘤细胞和寄生虫卵等，以及可对细胞进行免疫功能的研究。

1. 参考值

白细胞计数：正常成人为（$0 \sim 8$）$\times 10^6/L$；儿童（$0 \sim 15$）$\times 10^6/L$；新生儿（$0 \sim 30$）

$\times 10^6/L$。

2. 临床意义

细胞数 > $200 \times 10^6/L$ 为明显增高，常见于化脓性脑膜炎、流行性脑脊髓膜炎。细胞数（$50 \sim 100$）$\times 10^6/L$ 为中度增高，常见于结核性脑膜炎。细胞数（$10 \sim 50$）$\times 10^6/L$ 为正常或轻度增高，常见于浆液性脑膜炎、病毒性脑炎、脑水肿等。

细胞分类主要包括以下内容：红细胞，无或少量；多为淋巴及单核细胞。内皮细胞，偶见；其他细胞，无。

红细胞增多：常见于脑出血、蛛网膜下腔出血、脑血栓、硬膜下血肿等。

包括淋巴细胞增多：见于结核性脑膜炎、霉菌性脑膜炎、病毒性脑膜炎、乙型脑炎后期、脊髓灰质炎、脑肿瘤、脑出血、多发性神经炎等。

包括中性粒细胞增多：见于化脓性脑膜炎、流行性脑脊髓膜炎、流行性脑炎、脑出血、脑脓肿、结核性脑膜炎恶化期。

包括嗜酸性粒细胞增多：见于寄生虫性脑病等。

包括单核细胞增多：常见于浆液性脑膜炎。

吞噬细胞：常见于脑膜炎等。

肿瘤细胞：见于脑、脊髓肿瘤。

（四）生化检查

1. 蛋白质

（1）参考值

正常脑脊液蛋白质含量在蛛网膜下腔为 $150 \sim 400$ mg/L，新生儿为 1 g/L，早产儿可高达 2 g/L。蛋白质增高多与细胞增多同时发生，见于各种中枢神经系统感染。也可仅有蛋白质增高而白细胞计数正常或略多，称为"蛋白 - 细胞分离"，多见于颅内及脊髓肿瘤、椎管梗阻、急性感染性多发性神经炎、甲亢、糖尿病和铅、汞等金属中毒等。

（2）临床意义

临床意义：①脑脊液蛋白质明显增高（＋＋以上），常见于化脓性脑膜炎、结核性脑膜炎、脊髓腔等中枢神经系统恶性肿瘤及其转移癌、脑出血、蛛网膜下腔出血及梗阻等。②脑脊液蛋白质轻度增高（＋~＋＋），常见于病毒性脑膜炎、真菌性脑膜性炎、乙型脑炎、脊髓灰质炎、脑膜血管梅毒、脑血栓形成等。

2. 葡萄糖

（1）参考值

正常含量为 $450 \sim 750$ mg/L，约为血糖值的 $1/2 \sim 2/3$。葡萄糖含量降低见于细菌性或隐球菌性脑膜炎、恶性脑肿瘤等，因糖酵解加速之故。葡萄糖含量增高见于血糖含量增高以及中枢系统病毒感染、脑外伤、后颅凹及Ⅲ脑室底部肿瘤和高热等，以上均与血脑屏障通透性增高有关。

（2）临床意义

临床意义：①脑脊液葡萄糖增高，常见于饱餐或静脉注射葡萄糖后、血性脑脊液、糖尿病、脑干急性外伤或中毒、早产儿或新生儿等。②脑脊液葡萄糖降低，常见于急性化脓性脑膜炎、结核性脑膜炎、真菌性脑膜炎、神经梅毒、脑瘤、低血糖等。

3. 氯化物

（1）参考值

正常含量为 72 ~ 75 g/L，较血液氯化物含量 5.7 ~ 6.2 g/L 为高。在细菌性和真菌性脑膜炎和血液氯化物含量有减少时减少，血液氯化物含量增高时增高。

细菌学检查对神经系统细菌性感染时十分必要，包括细菌、真菌涂片和培养，必要时还需动物接种，以查明致病菌，供临床用药时参考。

（2）临床意义

临床意义：①脑脊液中有细菌，可引起细菌性脑膜炎。如急性化脓性脑膜炎常由脑膜炎球菌、肺炎链球菌、溶血性链球菌、葡萄球菌等引起；病程较慢的脑膜炎常由结核分枝杆菌、新型隐球菌等引起。②脑脊液中若发现血吸虫卵或肺吸虫卵等，可诊断为脑型血吸虫病或脑型肺吸虫病等。

（五）免疫学检查

常用的有补体结合试验和免疫球蛋白的含量测定。前者对脑囊虫、肺吸虫、钩端螺旋体及病毒等感染有一定助诊价值，后者可测得 IgG、IgA、IgM、IgD、IgE 以及其他免疫球蛋白的含量，其中以 IgG 的浓度最高，IgM 不易查得。如有 IgG 浓度增高和查得 IgM 时，提示中枢神经系统有感染、脱髓鞘性疾病或血脑屏障通透性增加。

（六）蛋白电泳

正常脑脊液蛋白电泳图条区与血清电泳图相似，主要分为前白蛋白、白蛋白、α_1- 球蛋白、α_2- 球蛋白、β- 球蛋白与 γ- 球蛋白等，因使用电泳的方法不同而含量差异很大，也与脑脊液蛋白质含量有关。脑脊液中蛋白含量增高时，前白蛋白比例降低，甚至可消失。白蛋白来自血清，分子量较小，容易通过血脑屏障，脑脊液中蛋白质含量增高时，白蛋白也增高。α_1- 蛋白质、α_2- 球蛋白增加主要见于中枢神经系统萎缩性与退行性病变。γ- 球蛋白增高而总蛋白量正常见于多发性硬化和神经梅毒，两者同时增高时则见于慢性炎症和脑实质恶性肿瘤，也与血脑屏障通透性增加有关。寡克隆区带是指在 γ- 球蛋白区带中出现的一个不连续的、一般在外周血不能见到的区带，可作为视神经系统内部能合成 IgG 的标志，在 95% 多发性硬化患者中比 IgG 的增加发生早，有重要的助诊价值，但阳性也可见于急性感染性多发性神经炎、视神经炎、浆液性脑膜炎。

1. 参考值

前白蛋白，3% ~ 6%；白蛋白，50% ~ 70%；α_1- 球蛋白，4% ~ 6%；α_2- 球蛋白，4% ~ 9%；β- 球蛋白，7% ~ 13%；γ- 球蛋白，7% ~ 8%。

2. 临床意义

前白蛋白增高常见于舞蹈症、帕金森病、手足徐动症等；前白蛋白减少常见于脑膜炎。

白蛋白增高常见于脑血管病，如脑梗死、脑出血等；白蛋白减少常见于脑外伤急性期。

α_1- 球蛋白增高常见于脑膜炎、脑脊髓灰质炎等。

α_2- 球蛋白增高常见于脑肿瘤、转移癌、胶质瘤等。

β- 球蛋白增高常见于某些退行性变，如帕金森病、外伤后偏瘫等。

γ- 球蛋白增高常见于脑胶质瘤、重症脑外伤、癫痫、视神经脊髓炎、多发性硬化症、脑部感染、周围神经炎等。

（七）酶学检查

正常人由于血脑屏障完整，脑脊液内酶浓度比血清内酶浓度低；当颅脑损伤，颅内肿瘤或脑缺氧时，血脑屏障破坏，细胞膜通透性也有改变，使脑脊液内酶量增加，且不受蛋白总量、糖含量及细胞数的影响；主要与脑细胞坏死程度和细胞膜的损害程度有关。常用的有天冬氨酸氨基转氨酶、乳酸脱氢酶、磷酸己糖异构酶和溶菌酶等；其中，乳酸脱氢酶在恶性肿瘤和细菌性脑膜炎时要较良性肿瘤和病毒性脑膜炎增高明显，有一定的鉴别诊断价值，也能反映病情的严重程度。溶菌酶的变化与蛋白质、葡萄糖、白细胞尤其中性粒细胞的关系密切，在化脓性、结核性和病毒性脑膜炎含量分别不同，且不受药物治疗影响，因此，对鉴别和判断脑膜炎的性质有较大价值。

三、浆膜腔积液检验

人体的胸膜腔、腹膜腔和心包腔统称为浆膜腔。正常情况下，浆膜腔内仅含有少量的液体起润滑作用，一般采集不到。病理情况下，浆膜腔内有大量液体潴留而形成浆膜腔积液。因积液部位不同而分为胸腔积液、腹腔积液、心包腔积液。根据产生的原因及性质不同，将浆膜腔积液分为渗出液和漏出液。

正常人一般在胸膜腔、腹膜腔内不存在大量积液，只有在病理情况下才会有胸腔积液、腹腔积液发生。浆膜腔积液检查主要目的是辨别积液的性质，这对某些疾病的诊断和治疗有重要意义。

漏出液是非炎性积液，主要原因为：①血浆渗透压降低，如肝硬化、肾病综合征、重度营养不良性贫血；②血管内压力增高，如慢性心功能不全；③淋巴管梗阻，如丝虫病肿瘤压迫等。渗出液是炎性积液，常见于细菌感染。

（一）理学检查

1. 量

正常胸膜腔、腹膜腔、心包腔内均有少量液体，但在病理情况下，液体增多，其增多的程度与病变部位和病情严重程度有关。

2. 颜色

正常胸腔积液、腹腔积液、心包腔积液为清亮、淡黄色液体；病理情况下可出现不同的颜色变化。一般渗出液颜色深，漏出液颜色浅。

①红色：呈淡红色、暗红色或鲜红色，可由穿刺损伤、结核、恶性肿瘤、内脏损伤、出血性疾病等所致。

②白色：呈脓性或乳白色，可由化脓性感染时大量白细胞和细菌、胸导管阻塞或破裂时的真性乳糜积液以及积液含有大量脂肪变性细胞时的假性乳糜积液所致。有恶臭气味的脓性积液多为厌氧菌引起的感染所致。

③绿色：由铜绿假单胞菌感染所致。

④棕色：多由阿米巴脓肿破溃进入胸腔或腹腔所致。

⑤黄色：见于各种原因的黄疸。

⑥黑色：由曲霉菌感染所致。

⑦草黄色：多见于尿毒症所致的心包腔积液。

3. 透明度

正常胸腔积液、腹腔积液、心包腔积液为清晰透明的液体。积液的透明度常与其所含的细胞及细菌的数量、蛋白质浓度等有关。渗出液因含有大量细菌、细胞而呈不同程度的浑浊，乳糜液因含大量脂肪也呈浑浊，而漏出液因其所含细胞、蛋白质少，且无细菌而清晰透明或微浑。

4. 凝块

正常胸腔积液、腹腔积液、心包腔积液放置后不会出现凝块。漏出液一般不易形成凝块，渗出液可有凝块形成。

（二）化学检查

浆膜腔积液的化学检查需将积液离心后取上清液进行检验，主要测定项目为葡萄糖和蛋白质含量，还有一些酶学检查。

（1）葡萄糖

正常积液中，葡萄糖含量与血糖接近，漏出液葡萄糖含量较血糖稍低，渗出液葡萄糖含量多明显低于血糖。感染性渗出液葡萄糖减低最明显，主要见于化脓性积液，其次是结核性积液。

（2）蛋白质检测

渗出液蛋白质含量常＞ 30 g/L，漏出液蛋白质含量常＜ 25 g/L。

乳酸脱氢酶（LDH）：浆膜腔积液中的乳酸脱氢酶活性测定主要用于鉴别积液的性质。漏出液中 LDH 活性与正常血清接近；当 LDH ＞ 200 U/L，且积液 LD/ 血清 LD 比值＞ 0.6，则为渗出液。化脓性积液 LD 活性增高最明显，且增高程度与感染程度正相关，其次为恶性积液，结核性积液略微增高。

腺苷脱氨酶（ADA）：ADA 活性测定对结核性积液诊断和疗效观察有重要价值。结核性积液、风湿性积液 ADA 活性明显增高，且增高幅度最大；而恶性积液、狼疮性积液 ADA 活性较低。

（三）细胞学检查

1. 红细胞计数

对渗出液和漏出液鉴别意义不大。恶性肿瘤引起的积液中血性者占 50% ~ 85%。当积液中红细胞＞ 100 000 × 10^6/L，应考虑恶性肿瘤、肺栓塞、创伤等。

2. 白细胞分类计数

白细胞计数对鉴别漏出液和渗出液有一定参考价值，漏出液白细胞一般＜ 100 × 10^6/L，而渗出液白细胞常＞ 500 × 10^6/L。结核性和肿瘤性积液白细胞常＞ 200 × 10^6/L，而化脓性积液白细胞常＞ 1 000 × 10^6/L。

漏出液中细胞较少，以淋巴细胞和间皮细胞为主；渗出液中细胞种类较多。①中性粒细胞增多，常见于化脓性渗出液、结核性积液早期。②淋巴细胞增多，主要提示慢性炎症，如结核、肿瘤、结缔组织病所致的渗出液。③浆细胞增多，常见于多发性骨髓瘤浸润浆膜所致的积液。④嗜酸性粒细胞增多，常见于变态反应和寄生虫病所致的渗出液。⑤间皮细胞增多，主要出现于漏出液中，提示浆膜受刺激或损伤。

四、关节腔积液检查

由于关节炎或其他病理变化可以改变关节腔积液的成分，因此，不同疾病的关节腔积液的变化各不相同。关节腔积液的检查，主要用于各种类型关节病变的诊断、治疗效果的观察及预后判断。

（一）理学检查

1. 量

正常关节腔内液体极少，一般有 0.1 ~ 2.0 mL，且很难采集。在关节有炎症、创伤、化脓性感染时，关节腔积液量增多，积液量的多少可初步反映关节局部刺激、炎症或感染的严重程度。

2. 颜色

正常关节腔积液为无色或淡黄色黏稠液体。病理情况下,呈不同颜色变化。①淡黄色,可因关节腔穿刺损伤时红细胞渗出或轻微炎症所致。②红色,关节腔积液呈不同程度的红色,见于各种原因引起的出血,如创伤、全身出血性疾病、关节置换术后等。③乳白色,见于结核性、慢性类风湿性关节炎。④脓性黄色,见于细菌感染性关节炎。⑤黑色,呈胡椒样黑色颗粒,见于尿黑酸尿症。⑥金黄色,积液内胆固醇含量增高所致。⑦绿色,见于铜绿假单胞菌感染所致的关节炎。

3. 透明度及黏稠度

正常关节腔积液清晰透明,其浑浊主要与细胞成分、细菌、蛋白质增多有关,多见于炎性积液。炎性病变越重,浑浊越明显。正常关节腔积液中,因含有丰富的透明质酸而具有高度的黏稠性。黏稠度降低见于关节炎、重度水肿、外伤引起的急性关节腔积液。黏稠度增高见于甲状腺功能减退、系统性红斑狼疮引起的黏液囊肿。

4. 凝块

正常关节腔积液不发生凝固现象,当关节有炎症时,血浆中凝血因子渗出增多,可形成凝块。轻度凝块形成见于骨关节炎、系统性红斑狼疮、骨肿瘤等;中度凝块形成见于类风湿性关节炎;重度凝块形成见于结核性、化脓性关节炎。

(二)细胞计数和分类检查

1. 参考值

正常关节腔积液,白细胞数为(200～700)×10⁶/L,无红细胞;分类计数以淋巴细胞或单核细胞为主。

2. 影响因素

①穿刺点应选择关节明显饱满处,避免因损伤关节周围的重要解剖结构而使血液混入关节滑膜液。②关节穿刺部位的周围无破损、感染,以免穿刺时将细菌带入关节腔内,或引起关节继发性感染以及关节培养标本被污染。③严格掌握无菌操作技术,抽取标本应及时送检,以免关节腔积液中的细胞被破坏而影响结果。

(三)临床意义

关节腔液中白细胞数量变化不大时,属于非炎性,多见于外伤、系统性红斑狼疮、退行性关节炎、创伤性关节炎、剥脱性骨软骨炎、滑膜骨软骨瘤病等非炎性关节炎。

白细胞计数为(2 000～75 000)×10⁶/L 时,属于炎症性,常见于慢性关节炎、结缔组织病、皮肌炎、系统性红斑狼疮、强直性脊柱炎、痛风,其中中性粒细胞＞50%。

白细胞计数常超过 10 000×10⁶/L 时,属于感染性,常见于细菌感染及免疫功能缺陷,其中 90% 为中性粒细胞。

五、生殖系统分泌物检验

标本采集包括以下内容：①应禁止一段时间内的同房。40 岁以下者应有 3 ~ 5 d 禁止同房，40 岁以上则约需一周时间内不要同房，此期间同样不应有遗精现象发生。②有一个安静、清洁的环境（可在家庭中留取精液标本）。使用由医院提供的洁净容器，也可自备（将小玻璃或小塑料容器清洗干净并干燥）。③精液标本留取后，应立即送检，运送过程中温度应保持在 25 ~ 35℃。观察液化时间，应将标本置于 37℃环境下。

（一）精液常规检查

根据 WHO 所规定的正常精液标准，判断精液是否正常可以从以下几个方面分析：① 精液量；②外观；③酸碱度；④凝固及液化；⑤黏稠度；⑥精子计数；⑦精子形态；⑧精子活动力；⑨精子存活率；⑩生精细胞。

精液常规检查包括一般性状检查和显微镜检查。

1. 一般性状检查

（1）量

正常人一次排精 2 ~ 6 mL。精液的排出量与排精间隔时间长短有关。精液量过多 > 6 mL 时，可因腺垂体促性腺激素的分泌亢进，使雄激素的水平升高所致，也可见于禁欲时间过长者。精液量过多也可造成精子密度偏低导致不育。若禁欲 5 ~ 7 d 未排精，精液量 < 1.5 mL，则视为异常，常见于精囊腺和前列腺的病变，特别是结核性病变。禁欲 3d 后精液量少于 0.5 mL 或精液量减至数滴甚至不排出，称为无精症，常见于生殖系统结核、非特异性炎症、睾丸发育不良、内分泌疾病等。

（2）颜色和透明度

正常刚排出的精液呈乳白色或灰白色，不透明。精液放置一段时间自行液化后呈半透明乳白色。久未排精者的精液可呈淡黄色。鲜红色或暗红色的血精见于生殖系统炎症、结核或肿瘤。黄色或棕色脓性精液见于精囊炎或前列腺炎。

（3）黏稠度和液化

正常新鲜的精液排出后数秒呈黏稠胶冻状，在精液中纤溶酶的作用下 30 min 后开始液化。如果黏稠度降低呈米汤样，可能是精子数量减少，见于生殖系统炎症，精液不凝固见于精囊阻塞或损伤；如果精液 1h 后不液化，可能是由炎症破坏纤溶酶所致，如前列腺炎，精子不液化可抑制精子活动力而影响受孕。

（4）酸碱度

正常精液呈弱碱性（pH 值为 7.2 ~ 8.0），以利于中和酸性的阴道分泌物，pH 值 < 7 或 > 8 都能影响精子的活动和代谢，不利于受孕。

2. 显微镜检查

（1）精子存活率

排精后 30 ~ 60min，正常精子存活率应为 80% ~ 90%，精子存活率降低是导致不育的重要原因。

（2）精子活动力

指精子向前运动能力，也是指活动精子的质量。WHO 推荐将精子活动力分为以下 4 级。

a 级：精子活动好，运动迅速，活泼有力，直线向前运动。

b 级：精子活动较好，运动速度尚可，游动方向不定，呈直线或非直线运动，带有回旋。

c 级：精子运动不良，运动迟缓，原地打转或抖动，向前运动能力差。

d 级：死精子，精子完全不活动。

正常精子活动力应在 c 级以上。若 > 40% 的精子活动不良（d 级和 c 级），常是导致男性不育的重要原因。精子活动力低，主要见于精索静脉曲张，泌尿生殖系统非特异性感染，应用某些药物如抗疟药、雄激素等所致。

（3）精子计数

标本应充分混匀，否则影响计数的准确性。正常人精子计数为 $\geq 15 \times 10^9$/L，相当于一次排出的精子总数为 39×10^6。当精子计数值 $< 20 \times 10^9$/mL 或一次排精总数 $< 40 \times 10^6$ 为精子减少，超过致孕极限而导致不育。精液直接涂片或离心沉淀后均未查到精子为无精症。先天性睾丸发育不全、畸形或后天睾丸损伤和萎缩（如睾丸结核、炎症、淋病、垂体或肾上腺功能异常的内分泌性疾病等）、输精管阻塞或是先天性输精管及精囊缺陷，是导致少精或无精的重要原因，也是导致不育的重要原因。检查有无精子也可以用来检查输精管结扎术的效果。结扎 6 周后，连续检查无精子，说明手术成功；结扎 2 个月后精液中仍有精子，说明手术不成功。

（4）精子形态

正常精液中，异常形态精子应少于 10%，精液中异常形态精子数 > 20% 将会导致不育，可能是由于精索静脉曲张、血液中有毒代谢产物、铅污染等或应用大剂量放射线及使用细胞毒性药物导致的精子形态异常。精子形态变异最主要的变化是头部，亦可见颈段、中段和尾部。头部异常包括大头、小头、梨形头、空泡样头、双头等，颈段和中段异常包括折裂、弯曲、不规则等，尾部异常包括短尾、多尾、断尾。如果精液中发现 > 1% 的病理性未成熟细胞，包括精原细胞、精母细胞和发育不完全的精细胞，提示睾丸的曲细精管的生精功能受到药物或其他因素影响或损伤。如果精子凝集 > 10%，提示生殖道感染或免疫功能异常。

（二）前列腺液常规检查

前列腺常规检查一般指前列腺外观检查和前列腺液显微镜检查。前列腺液显微镜检查主要目的是看有无白细胞、卵磷脂小体、滴虫、精子、淀粉样小体以及细菌等。

1. 参考值

正常前列腺液镜下可见大量卵磷脂小体，分布均匀，白细胞＜ 10 个 /HPF，可见少量来自前列腺的上皮细胞和尿道上皮细胞，有时可见淀粉样小体，老年人较多见；偶可见精子。

2. 影响因素

检查前 72 小时应禁止性活动。

前列腺急性感染时，原则上禁止按摩前列腺，以防细菌进入血液而导致败血症。应足量应用抗生素后再进行前列腺按摩。

取样时应弃掉第一滴前列腺液，再用洁净干燥的玻璃片或玻璃管收集进行检查。

3. 临床意义

正常前列腺液呈乳白色稀薄液体。当前列腺轻度炎症时，前列腺液外观无明显改变，炎症较重时可见不同程度的脓性或脓血性，浓稠，色黄，浑浊或含絮状物。前列腺癌时，前列腺液常显不同程度的血性。

（1）血细胞

正常情况下，前列腺液内红细胞极少，白细胞可有少量。白细胞大量或成堆出现，可见于慢性前列腺炎。

（2）癌细胞

如发现畸形巨大成片的细胞，须行细胞学检查识别，见于前列腺癌。

（3）其他

前列腺液直接涂片做革兰染色后观察，常见葡萄球菌、链球菌、大肠杆菌、淋球菌等；如抗酸杆菌染色阳性，可见于前列腺结核。

（三）阴道分泌物检查

阴道分泌物是由女性生殖系统分泌的液体，主要由阴道黏膜、宫颈腺体、前庭大腺及子宫内膜的分泌物混合而成，也称白带。留取阴道分泌物检查通常应该清洗外阴部以后，由医生或护士为患者采取标本。阴道分泌物一般可进行涂片检查。

1. 影响因素

标本收集时必须防止污染，所用器具应清洁、无菌、干燥、无化学药品。

取材 24 h 内应无性交、盆浴、阴道检查、阴道灌洗及局部拭药等。

应用新鲜标本涂片，如疑有滴虫感染时，还应注意保温（37℃）。

2. 临床意义

通过阴道分泌物检查可以判断阴道有无炎症，还可以进一步确认炎症的原因。当清洁度达到Ⅲ或Ⅳ度时，多数情况下可诊断为阴道炎症，如细菌性阴道炎、滴虫性阴道炎、真菌性阴道炎等，为炎症的治疗提供直接的依据。单纯清洁度增高多见于非特异性阴道炎。

此外正常女性在排卵前期清洁度好，在卵巢功能不足时（如行经期和绝经期）清洁度差。

在检查中如发现有阴道滴虫时，可诊断为滴虫性阴道炎或滴虫感染。此外阴道涂片经特殊染色后检查还可发现淋球菌、葡萄球菌、大肠杆菌、链球菌、枯草杆菌、类白喉杆菌等，为诊断相关的疾病提供依据。

阴道分泌物真菌检查阳性多见于真菌性阴道炎，真菌性阴道炎以找到真菌为诊断依据。阴道真菌多为白念珠菌，它平时可寄生在阴道内，当阴道内糖原增多、酸度上升时可迅速繁殖。常见于糖尿病患者、孕妇、大量使用广谱抗生素或肾上腺皮质激素造成阴道菌群紊乱者。长期口服避孕药（超过1年）或长期使用含葡萄糖溶液维持营养的患者也易感染。此外，B族维生素缺乏、免疫机制减弱或使用免疫抑制剂者，也易发生阴道白色念珠菌感染。

第二节　血常规检验技术

红细胞是血液中数量最多的一种血细胞，同时也是脊椎动物体内通过血液运送氧气的最主要的媒介，同时还具有免疫功能。哺乳动物成熟的红细胞是无核的，意味着失去了DNA，红细胞也没有线粒体，其通过葡萄糖合成能量，运输氧气，也运输一部分二氧化碳。运输二氧化碳时呈暗紫色，运输氧气时呈鲜红色。哺乳动物的红细胞呈两面中央凹的圆饼状，中央较薄，周缘较厚，故在血涂片标本上呈中央染色较浅、周围较深的现象。该形态保证了其较大面积的细胞膜，便于进行气体交换，也保证了较好的灵活度，能顺利通过直径为 3 μm 的脾窦。新鲜单个红细胞为黄绿色，大量红细胞使血液呈深红色。红细胞的直径为 6.7 ~ 7.7 μm。

一、红细胞计数

（一）检验方法

仪器法（Sysmex EX–5000 型）。

EDTA–K_2 抗凝管，取静脉血 2 mL 即刻混匀，30 分钟内送检。

（二）参考区间

成年男性（4.0 ~ 5.5）× 10^{12}/L。成年女性（3.5 ~ 5.0）× 10^{12}/L。新生儿（6.0 ~ 7.0）× 10^{12}/L。婴儿（5.2 ~ 7.0）× 10^{12}/L。儿童（4.2 ~ 5.2）× 10^{12}/L。

（三）临床意义

红细胞增加或减少的临床意义与血红蛋白测定相似。一般情况下红细胞与血红蛋白浓度之间有一定的比例关系，但是在病理情况下，此比例关系会被打破，因此同时测定二者对贫血诊断和鉴别诊断有帮助。

二、血红蛋白测定

血红蛋白，每个血红蛋白分子由四条珠蛋白肽链和四个亚铁血红素组成，珠蛋白约占 96%，血红素占 4%。血红蛋白是高等生物体内负责运载氧的一种含色素辅基的结合蛋白质，也是红细胞中唯一一种非膜蛋白。当各种原因使 Fe^{2+} 氧化成 Fe^{3+} 时即丧失携氧功能。

在正常状态机体有 99% 血红蛋白的铁呈 Fe^{2+} 状态，称为还原血红蛋白，1% 血红蛋白的铁呈 Fe^{3+} 状态，称为高铁血红蛋白（Hi），只有亚铁状态的 Hb 才能与氧结合，此时称氧合血红蛋白。一氧化碳可以与血红蛋白结合，且其结合力高于氧结合力 240 倍。

（一）参考值

成年男性：120 ~ 160 g/L。成年女性：110 ~ 150 g/L。新生儿：170 ~ 200 g/L。儿童：110 ~ 160 g/L。

（二）临床意义

血红蛋白测定的意义与红细胞计数相似，但更易于判断贫血。

（三）检测方法

1. 氰化高铁血红蛋白（HiCN）测定法

血液中除了硫化血红蛋白（SHb）以外，其他各种血红蛋白均可被试剂转化成 Hi，Hi 与氯化钾（KCN）生成 HiCN，其最大的吸收峰为 540 nm 波长处，可经比色测定。本法试剂中 KCN 有剧毒，测定过程中高白细胞和高球蛋白血症的标本易致混浊，碳氧血红蛋白（HbCO）转化较慢，不能测定 SHb。

2. 十二烷基月桂酰硫酸钠血红蛋白（SLS-Hb）法

除 SHb 外，血液中各种血红蛋白均可与低浓度十二烷基月桂酰硫酸钠（SLS）作用，生成 SLS-Hb 棕红色化合物。SLS-Hb 最大吸收波峰 538 nm，波谷 500 nm，肩峰 560 nm。本法无公害，但猝死综合征（SDS）质量差异较大，并且 SDS 可破坏白细胞，不适合同时进行白细胞计数的血液分析仪使用。

3. 叠氮高铁血红蛋白（HiN3）测定法

与 HiCN 法相似，但仍然有公害问题。

4. 碱羟血红蛋白（AHD_{575}）测定法

试剂简单，不含有毒试剂，呈色稳定，但由于其吸收峰在 575 nm 波长处，不便于自动检测，限制了此法在血液分析仪的使用。

5. 溴代十六烷基三甲胺（CTAB）血红蛋白测定法

该法试剂溶血性强且不破坏白细胞，可同时进行白细胞计数，可用于血细胞分析仪自动检测血红蛋白和白细胞。缺点是对血红蛋白测定结果的准确度和精密度较低。

近年来，多参数血细胞分析仪的应用，使血红蛋白测定逐步以仪器法取代手工法，其优点是操作简单、快速，同时可以获得多项血细胞的参数。血液分析仪法测定血红蛋白的原理与手工法原理相似，多采用 HiCN 法，但由于各型号仪器使用的溶血剂不同，形成血红蛋白的衍生物不同。

三、红细胞形态检查

正常红细胞的大小和形态较为一致，染色淡红色，中央着色较边缘浅，约占直径的 1/3，胞质内无异常结构。

各种致病因素作用于红细胞生理过程的不同阶段引起相应的病理变化，导致某些类型贫血的红细胞产生特殊的形态变化，表现在红细胞的大小、形态、染色性质和内含物的异常。此种形态学改变与血红蛋白测定、红细胞计数结果相结合可粗略地推断出贫血原因，对贫血的诊断和鉴别诊断有很重要的临床意义。

常见的红细胞异常形态可分为以下四种：红细胞大小、形状、血红蛋白含量、结构和排列异常。

（一）红细胞大小异常

小红细胞：直径 < 6 μm，体积变小，中央淡染区扩大。如果血涂片中出现较多染色过浅的小红细胞，提示血红蛋白合成障碍，可能由缺铁引起的缺铁性贫血，或者是珠蛋白代谢异常引起的珠蛋白生成障碍性贫血。而遗传性球形红细胞增多症的小红细胞，其血红蛋白充盈良好，着色较深，生理性中央淡染区消失，直径也 < 6 μm。

大红细胞：直径 > 10 μm，中央染色深。见于溶血性贫血、急性失血性贫血及巨幼细胞贫血。

巨红细胞：直径 > 15 μm，其内血红蛋白含量高，中央淡染区多不明显。最常见于和叶酸及维生素 B_{12} 缺乏所致的巨幼细胞贫血。如果血涂片中同时存在分叶过多的中性粒细胞，则巨幼细胞贫血可能性更大。

红细胞大小不均：是指红细胞之间直径相差一倍以上，差异悬殊。常见于严重增生性造血，反映骨髓中红细胞增生旺盛，巨幼红细胞贫血时尤为明显，也可见于缺铁性贫血、溶血性贫血等。

（二）红细胞形状异常

球形红细胞：细胞直径 < 6 μm，厚度增加且常 > 2.6 μm，无中心淡染区，似球形。常见于遗传性球形红细胞增多症和伴有球形细胞增多的其他溶血性贫血，如自身免疫性溶血性贫血、新生儿溶血病以及红细胞酶缺陷所致溶血性贫血等。可能机制为红细胞膜先天性或后天性异常导致部分缺失，表面积／体积的比值减小。

椭圆形红细胞：细胞呈椭圆形、杆形，红细胞短径／长径＜ 0.78 μm，最大直径可达
12.5 μm，横径可为 2.5 μm。此种红细胞置于高渗、等渗、低渗溶液或正常人血清内，其椭
圆形保持不变，但幼红细胞以及网织红细胞均不呈椭圆形。在遗传性椭圆形细胞增多症的
血涂片中此种红细胞可达 25%，甚至高达 75%。正常人仅占 1%，这可能与细胞骨架蛋白
异常有关。

靶形红细胞：红细胞中心部位染色较深，其外围为苍白区域，细胞边缘又深染，呈靶
状或牛眼状。有的中心深染区不像孤岛而像从红细胞边缘延伸的半岛状态或柄状，且呈不
典型的靶形红细胞。靶形红细胞直径可比正常红细胞大，但厚度变薄，因此体积可正常也
可不正常。常见于各种低色素性贫血，在珠蛋白生成障碍性贫血中尤易见到，还见于阻塞
性黄疸、肝脏疾病、脾切除后等。可能因血红蛋白 A 含量贫乏而又分布不均以及脂质异常
有关。

镰形红细胞：镰刀状，常见于镰状细胞性贫血。这是由红细胞内存在异常血红蛋白 S
（HbS）所致，在缺氧情况下，HbS 溶解度降低，形成长形或尖形结晶体，使细胞膜变形。

口形红细胞：红细胞中央有裂缝，中心浅染区呈扁平状，颇似张开的嘴或鱼口。在正
常人中也可发现。见于遗传性口形红细胞增多症，溶血性贫血和肝病。少量出现可见于弥
散性血管内凝血（DIC）、酒精中毒。可能机制为细胞膜先天性缺陷，Na^+ 通道异常，细胞
内钠含量显著升高。

棘红细胞：细胞表面有针尖状或指状突起，间距不规则。突起的长度、宽度不一。在
先天性 β- 脂蛋白缺乏症的患者血涂片中出现较多，也可见于脾切除后、酒精中毒性脏病、
尿毒症等。须注意与皱缩红细胞区别，皱缩红细胞周边呈锯齿形、排列紧密、大小相等、
外端较尖。可能机制为磷脂代谢异常，细胞膜胆固醇／磷脂酰胆碱比值增大，也可能由制
片不当引起。

角形红细胞：细胞表面有粗大的角样突起，形态不一，数量不定。常见于 DIC、血管
内纤维沉积症、肾小球肾炎、尿毒症，多由红细胞受到机械损伤引起。

裂片红细胞：为红细胞碎片或不完整的红细胞，大小不一，外形不规则，有各种形态
如刺形、盔形、三角形、扭转形等。正常人血涂片中裂片细胞＜ 2%，DIC、微血管病性溶
血性贫血、重型珠蛋白生成障碍性贫血时出现较多。

红细胞形态不整：指红细胞形态发生各种无规律的明显改变，可呈泪滴状、梨形、棍
棒形、新月形（着色极浅，直径约为 20 μm）等，最常见于巨幼细胞性贫血。

（三）血红蛋白含量异常

正常色素性：正常红细胞在 Wright 染色的血片中为淡红色圆盘状，中央有生理性浅染
区，称之为正常色素性，红细胞着色的深浅取决于细胞内血红蛋白含量的多少。除见于正

常人外，还见于急性失血、再生障碍性贫血和白血病。

低色素性：红细胞的生理性中心浅染区扩大，甚至成为环形红细胞，即红细胞仅周围着色，提示血红蛋白含量明显减少。常见于缺铁性贫血、珠蛋白生成障碍性贫血、铁粒幼细胞性贫血等。

高色素性：指红细胞内生理性中心浅染区消失，整个红细胞均染成红色，而且胞体增大。其平均红细胞血红蛋白的含量是增高的，但平均血红蛋白浓度多属于正常。最常见于巨幼细胞性贫血。

嗜多色性：属于尚未完全成熟的红细胞，故细胞较大，因胞质中含有少量核糖核酸（RNA），而被染成灰蓝色或灰红色。嗜多色性红细胞增多提示骨髓造红细胞功能活跃。在增生性贫血和溶血性贫血时多见。

细胞着色不一：低色素和正常色素细胞同时存在于一个血涂片中，多见于铁粒幼红细胞性贫血。

（四）红细胞结构和排列异常

嗜碱性点彩红细胞：简称点彩红细胞，指在 Wright 染色条件下，胞质内存在嗜碱性灰蓝色点状颗粒的红细胞，属于未完全成熟红细胞，其颗粒大小不一、数量不等，正常人血涂片中很少见到。当铅、铋、汞中毒时增多，常作为铅中毒的诊断筛选指标。有学者认为是由于红细胞的膜受重金属损伤后，其胞质中的嗜碱性物质发生凝聚形成。

豪焦小体：又称染色质小体，位于成熟红细胞或幼红细胞的胞质内，呈圆形，直径 1～2 μm，呈暗紫红色，一至数个，已证实为核碎裂或溶解后所剩残余部分，可见于脾切除术后、无脾症、脾萎缩、脾功能低下、红白血病和某些贫血患者；在巨幼细胞性贫血时，更易见到。

卡波环：在嗜多色性或碱性点彩红细胞的胞质中出现的紫红色细线圈状结构，呈环形或绕成"8"字形。现认为可能是胞质中脂蛋白变性所致，常与豪焦小体同时存在。见于巨幼细胞性贫血、白血病、脾切除后和铅中毒患者。

寄生虫：当患者感染疟原虫、微丝蚴、杜利什曼原虫等时，可见红细胞胞质内相应的病原体。

有核红细胞：正常成人外周血中不能观察到，在出生 1 周之内的新生儿外周血中可发现少量。成人外周血中出现有核红细胞均属病理现象。可见于①增生性贫血，最常见于各种溶血性贫血、急性失血性贫血、巨幼红细胞性贫血、严重的低色素性贫血。出现晚幼红细胞或中幼红细胞为多见。外周血中出现有核红细胞表示骨髓中红细胞系增生明显活跃。②红血病、红白血病，骨髓中幼稚红细胞异常增生并释放入血，以原红细胞等为多见。③髓外造血，骨髓纤维化时，脾、肝、淋巴结等组织恢复胚胎时期的造血功能，这些组织因缺乏对血细胞释放的调控能力，导致幼稚血细胞大量进入外周血。各发育阶段的幼红细胞都可见到，并可见到幼稚粒细胞及巨核细胞。④其他，如骨髓转移癌、严重缺氧等。

四、血细胞比容测定

红细胞比容，即血细胞比容，是指红细胞占全血容积的百分比。它反映红细胞和血浆的比例。

测定血细胞比容的方法有许多种，如折射计法、黏度法、比重测定法、离心法、电阻抗法和放射性核素法。放射性核素法被国际血液学标准化委员会定为参考法，非一般实验室所能开展。血细胞分析仪用微量血即可将红细胞比容与其他血细胞指标同时打印出来。离心测定细胞比容不够精确的关键是无法完全排除压积红细胞之间的残留血浆，因此测定值比真值略高，残留量一般认为约3%。目前温氏法已属淘汰之列，渐为微量高速离心法所代替，主要因其用血量少、测定时间短、效率高，而且血浆残留量基本稳定，精度（CV）为1%~2%，但其对某些血液病样品则血浆残留量仍较多。血细胞分析仪仅用微量血通过电阻抗法可进行血细胞比容测定。由于其结果是仪器测定数千个红细胞体积产生的脉冲叠加后换算的结果，因此避免了用微量高速离心法。

1. 参考值

采用微量法测量的参考值为：男性 0.467 ± 0.039；女性 0.421 ± 0.054。

2. 临床意义

血细胞比容是计算红细胞平均指数的必要要素之一，有利于临床贫血的诊断和分类，还可以评估血浆容量有无增减或稀释浓缩程度，有助于治疗疾病时补液量的控制和监测。

血细胞比容增高包括以下内容：①各种原因所致的血液浓缩，如大面积烧伤、严重呕吐、腹泻、多尿。②真性红细胞增多症和继发性红细胞增多症。③可见于健康新生儿。

血细胞比容减低是诊断贫血的指标；若红细胞数量正常，血浆量增加，为假性贫血。

五、红细胞平均指数

红细胞平均指数包括三项内容：红细胞平均体积（MCV），指每个红细胞的平均体积大小，以飞升（fL）为单位；红细胞平均血红蛋白量（MCH），指每个红细胞内平均所含血红蛋白的量，以皮克（pg）为单位；平均红细胞血红蛋白浓度（MCHC），指单位体积红细胞平均所含血红蛋白的浓度（g/L）。

（一）检测方法

手工法：对同一抗凝血标本同时计数红细胞、测定血红蛋白和血细胞比容，可进一步计算出红细胞3个平均指数。由于红细胞3个平均指数都是间接算出的，因此，其前提是红细胞计数、血红蛋白、血细胞比容的测定必须用同一抗凝血标本，且所测定的数据必须准确，否则误差很大。

血细胞分析仪：能直接测定导出 MCV 的值，再结合仪器直接测定的 RBC 和 Hb，计算出 MCH=Hb/RBC、MCHC=Hb/（RBC×MCV）。分析结果时必须注意红细胞 3 个平均指数之间及与红细胞计数、血红蛋白、血细胞比容测定 3 个检测指标之间的相互关联性。

（二）参考值

手工法包括以下内容。

MCV：80~92 fL。

MCH：27~31 pg。

MCHC：320~360 g/L。

血液分析仪法包括以下内容。

MCV：80~100 fL。

MCH：27~34 pg。

MCHC：320~360 g/L。

六、网织红细胞计数和嗜碱性点彩红细胞计数

（一）网织红细胞计数

网织红细胞（RET）是未成熟的红细胞，是反映骨髓红细胞系统造血功能以及判断贫血和相关疾病疗效的重要指标。骨髓中红细胞系统的增生发育顺序是：多能干细胞、单能干细胞、原始红细胞、早幼红细胞、中幼红细胞，最终发育成晚幼红细胞以后细胞即不再分裂，发育过程中核被排出而成为 RET。RET 含有少量 RNA，用煌焦油蓝染色时呈网状，故名网织红细胞。RET 进一步成熟，RNA 消失而过滤为成熟红细胞。在正常情况下骨髓中有核红细胞并不释放至血液循环，只有 RET 和成熟红细胞才释放入外周血中，因此，检查末梢血中 RET 数，可以推测骨髓造血功能的情况。

RET 胞质中尚有核糖体、核糖核酸等嗜碱性物质残存，经煌焦油蓝或新亚甲蓝活体染色后，胞质中可见蓝色或蓝绿色枝点状甚至网织状结构。

1. 参考值

成人、儿童：0.5%~1.5%。

新生儿：2.0%~6.0%。

成人绝对值：（24~84）×10^9/L。

生成指数（RPI）：1。

2. 临床意义

新生儿相关疾病：RET 被视为促红细胞生成素（EPO）功能活跃的反应，新生儿 RET 增多被作为溶血性疾病的指标；对早产儿贫血恢复进程的预测和输血血型不合的评估都是

一个有价值的指标。

再生障碍性贫血：①急性再生障碍性贫血，Hb 下降较快，RET < 1%，RET 绝对值 < 15×10⁹/L，WBC 中性粒细胞绝对值 < 0.5×10⁹/L，PLT < 10×10⁹/L ；②慢性再生障碍性贫血、骨髓造血障碍所致，Hb 下降较缓慢，RET、白细胞与中性粒细胞绝对值和 PLT 较急性再生障碍性贫血时高；③再生障碍危象，Hb、RBC、HCT 明显减少，Hb 常低至 20～30 g/L，网织红细胞急剧下降或为 "0"；④纯红细胞再生障碍性贫血，贫血呈正细胞性，网织红细胞显著减少（< 0.1%）或缺如，白细胞和血小板正常。

缺铁性贫血：RET 大多正常或轻度增高，服用铁剂后一周左右 RET 可迅速增高（2%～8%）。

巨幼细胞贫血：RET 减少，相对值正常或轻度增高，服用维生素 B₁₂、叶酸后可明显增高。

溶血性贫血：RET 显著增多，出现溶血危象时 RET 绝对值升高，溶血性贫血治疗后 RET 恢复正常。

慢性感染性贫血：慢性感染性贫血主要原因是病原微生物和组织破坏释放的毒素，造成红细胞生成素释放减少、骨髓对红细胞生成素反应迟钝、铁代谢障碍；轻度感染一般不引起贫血，重度感染可引起轻至中度贫血，甚至引起直接溶血。贫血早期呈正细胞正色素性，后呈小细胞低色素性，网织红细胞大致正常。

慢性肝病所致贫血：临床除肝病的表现外，贫血多为轻至中度的大细胞性贫血；RET 轻度增加，伴有感染、出血者白细胞可增加，血小板计数偏低。

慢性肾病：临床表现主要是慢性肾功能不全的症状和体征（尿素氮、肌酐增加）。RET 正常或减低，高荧光强度网织红细胞（HFR）与 EPO 均降低，白细胞及血小板正常。

骨髓病性贫血：是指骨髓被异常组织浸润后使骨髓结构破坏而影响红细胞系统造血所致的贫血，如骨髓转移瘤和骨髓纤维化等。RET 增高，可出现中晚幼红细胞和中晚幼粒细胞。嗜酸、碱粒细胞也可增高。

化疗后骨髓造血功能观察：化疗后骨髓明显受抑，造血功能开始恢复时 MFR、网织红细胞的出现或升高较白细胞达到 2.0×10⁹/L 早 6.5 d，较 RET 绝对值达到正常范围早 14 d；评价 RET、MFR 可作为肿瘤患者化疗过程中骨髓造血功能开始恢复的敏感指标。急性白血病化疗后，HFR 显著上升提示着患者进入恢复期。骨髓抑制的恢复早期外周血 HFR 升高出现较早。且幼稚 RET 的变化是造血系统肿瘤化疗时，骨髓受抑和恢复的较敏感指标。

骨髓移植后监测骨髓造血恢复：骨髓移植后第 21 天，如 RET 绝对值大于 15×10⁹/L，常表示无移植并发症；若 RET 绝对值小于 15×10⁹/L，伴中性粒细胞和血小板增高，可能为骨髓移植失败。

（二）嗜碱性点彩红细胞计数

点彩红细胞是红细胞在某些重金属中毒的情况下，胞质中残存的 RNA 变性引起。在铅、铋、银、汞等重金属及苯胺中毒患者血中点彩红细胞常显著增高，在溶血性贫血、巨幼红细胞贫血、白血病、恶性肿瘤等疾病中点彩红细胞百分率也可增高。正常值 < 0.03%。

第三节 尿液检验技术

一、尿液的理学检查

（一）气味

正常尿液的气味是由尿液中的酯类和挥发酸共同产生的。新鲜尿液具有特殊微弱的芳香气味。尿液搁置过久，被细菌污染繁殖，尿素分解，可出现氨臭味。尿液气味也可受到食物和某些药物的影响，如进食葱、蒜、韭菜、咖喱，过多饮酒，以及服用某些药物后尿液可出现各自相应的特殊气味。

（二）尿量

尿量指 24h 内排出体外的尿液总量，主要取决于肾小球的滤过率、肾小管重吸收和浓缩与稀释功能。此外尿量变化还与外界因素，如每日饮水量、食物种类、周围环境、排汗、年龄、精神因素、活动量等相关。一般健康成人尿量为 1~2 L/24 h，即 1 mL/（h·kg）。昼夜尿量之比为（2~4）：1。儿童的尿量个体差异较大，按体重计算较成人多 3~4 倍。

1. 多尿

指成人 24 h 尿量 > 2.5 L，儿童 24 h 尿量 > 3 L。生理性多尿，当肾脏功能在正常情况下由于外源性或生理性因素所致的多尿可见于饮水过多或多饮浓茶、咖啡，精神紧张，失眠等情况；也可见于使用利尿剂、脱水剂等药物，或静脉输液过多时。病理性多尿常因肾小管重吸收障碍和浓缩功能减退所致。具体如下。

（1）内分泌疾病

如尿崩症、原发性醛固酮增多症、甲状腺功能亢进等。尿崩症时，由于抗利尿激素分泌不足或肾小管上皮细胞对抗利尿激素（ADH）的敏感度降低（肾源性尿崩症），从而使肾小管重吸收水分的能力降低，此种尿比重 < 1.010。

（2）肾脏疾病

如慢性肾炎、肾功能不全、慢性肾盂肾炎、多囊肾、肾髓质纤维化或萎缩、失钾性肾病等。肾小管破坏致使肾浓缩功能减退，均可导致多尿。其特点为昼夜尿量的比例失常，夜尿增多，昼夜尿量比值 < 2 : 1。

（3）代谢性疾病

如糖尿病。糖尿病尿量增多为渗透性利尿现象，即尿中含有大量葡萄糖和电解质，尿比重高。

2. 少尿

指 24 h 尿量 < 0.4 L 或每小时尿量持续 < 17 mL 称为少尿，儿童 < 0.8 mL/kg。生理性少尿见于机体缺水或出汗过多时，在尚未出现脱水的临床症状和体征之前可首先出现尿量的减少。病理性尿量减少见于以下情况。

（1）肾前性少尿

有效血容量减少，多种原因引起的休克、重度失水、大出血、肾病综合征和肝肾综合征，大量水分渗入组织间隙和浆膜腔，血容量减少，肾血流减少；心脏排血功能下降，各种原因所致的心功能不全，严重的心律失常，心肺复苏后体循环功能不稳定；血压下降所致肾血流减少，肾血管狭窄或炎症，肾病综合征，狼疮性肾炎，长期卧床不起所致的肾动脉栓塞形成；高血压危象，妊娠期高血压疾病等引起肾动脉持续痉挛，肾缺血导致急性肾衰竭。

（2）肾性少尿

肾小球病变，重症急性肾炎，急进性肾炎和慢性肾炎因严重感染，血压持续增高或肾毒性药物作用引起肾功能急剧恶化；肾小管病变，急性间质性肾炎包括药物性和感染性间质性肾炎；生物毒或重金属及化学毒所致的急性肾小管坏死；严重的肾盂肾炎并发肾乳头坏死。

（3）肾后性少尿

各种原因引起的机械性尿路梗阻，如肾或输尿管结石、血凝块，坏死组织阻塞输尿管、膀胱进出口或后尿道；尿路的外压，如肿瘤腹膜后淋巴癌、特发性腹膜后纤维化、前列腺肥大；其他，如输尿管手术后，结核或溃疡愈合后瘢痕挛缩，肾严重下垂或游走肾所致的肾扭转，神经源性膀胱等。

（三）颜色和透明度

正常尿液的色泽，主要由尿色素所致，尿液颜色的深浅随尿量而改变。正常排出的新鲜尿液由浅黄色至深黄色，这是因为小便里含有一种呈黄色的尿色素的缘故，异常的尿色可因食物、药物、色素、血液等因素而变化。尿液的颜色也可随着喝水多少而使尿液有深有浅。喝水多，尿多，尿里的尿色素所占的比例小，颜色就淡；喝水少，尿里的尿色素比例大，颜色就显得黄。大部分人体异常现象都可引起尿液的变化。尿透明度一般以浑浊度表示，可分为清晰透明、轻微混浊（雾状）、混浊（云雾状）、明显混浊 4 个等级。

1. 无色尿

如果不是饮水太多的缘故，可能是糖尿病、慢性间质性肾炎、尿崩症的信号，应注意鉴别。

2. 白色尿

白色尿常见于脓尿、乳糜尿等。①脓尿是由严重泌尿生殖系统化脓性感染引起的，尿液呈不同程度的白色或黄白色混浊。脓性尿常见于肾盂肾炎、膀胱炎、肾脓肿、尿道炎，或严重的肾结核。②乳糜尿是丝虫病的主要症状之一，尿液呈乳白色浑浊。由于肠道吸收的乳糜液（脂肪皂化后的液体），不能从正常的淋巴管引流到血液循环中去，只能逆流至泌尿系统的淋巴管中，造成泌尿系统中淋巴管内压增高、曲张而破裂，使乳糜液溢入尿液中而出现乳糜尿。乳糜尿一般是阵发性的。乳糜尿中有红细胞时，叫作乳糜血尿。在乳糜血液尿患者的血液和尿液内，有时可找到微丝蚴。

3. 黄色尿

指尿呈黄色或深黄色。其原因有服用核黄素、呋喃唑酮、甲硝唑、大黄等中西药过程中，可出现尿液变黄的情况，一旦停止服用，随即消失，无须多虑；常见的发热或有吐泻症状的患者因水分随汗液或粪便排出，尿就会浓缩减少，而尿色素没有改变，这样小便的颜色就显得很黄；另一种小便黄得像浓茶，则不是由于上述原因，而是肝脏或胆囊有了病变。原来，胆汁向外排的方式通常有两种，一种从尿里出来，一种从肠道里出来。当肝脏或胆囊有病，胆汁到肠道的路被切断，就只能从尿里排出来，尿液也因胆汁的含量增加而呈深黄色了。肝炎的早期，还没有出现黄疸，我们常常可以看到小便的颜色像浓茶似的，这往往是肝炎的一个信号。此外，黄色混浊的脓尿则是泌尿器官化脓的表现。

4. 蓝色尿

可见于霍乱、斑疹伤寒，以及原发性高钙血症、维生素 D 中毒者。这种颜色的尿多与服药有关，非疾病所致。如服用利尿剂氨苯蝶啶，注射亚甲蓝针剂或服用亚甲蓝、靛胭脂、水杨酸之后均可出现。停药即可消失。

5. 绿色尿

见于尿内有铜绿假单胞菌滋生时，或胆红素尿放置过久，氧化成胆绿素时。

6. 淡绿色尿

见于铜绿假单胞菌感染或大量服用消炎药后。

7. 暗绿色尿

原因同蓝色尿。

8. 黑色尿

黑色尿比较少见，常常发生于急性血管内溶血的患者，如恶性疟疾患者，医学上称"黑尿热"，是恶性疟疾最严重的并发症之一。这种患者的血浆中有大量的游离氧，血红蛋白与氧合血红蛋白随尿液排出而造成尿液呈暗红色或黑色。另有少数患者服用左旋多巴、甲酚、苯肼等后，也会引起排黑尿，停药后即会消失。

9. 红色尿

尿色变红，多半是尿液中有红细胞，医学上称血尿。血尿的原因非常复杂，如果血尿伴有鼻出血、牙龈出血、皮肤出血，这可能是全身性出血疾病所引起，如血小板减少、过敏性紫癜、血友病，甚至白血病等，尿血不过是全身出血的一种表现；如果血尿伴有发热、关节肿痛、皮肤损害、多脏器的损伤时，可能为结缔组织疾病（如系统性红斑狼疮、结节性动脉炎等）；如果血尿伴有高血压、水肿、蛋白尿时多为肾小球肾炎；如果血尿伴有腰腹部隐痛不适，尿急、尿频、尿痛者多为泌尿系统感染或结核；如果血尿伴有腰部胀痛或一侧腹部绞痛，以肾、输尿管结石的可能性最大，特别是痛得在床上辗转不安，多为输尿管结石；如果血尿伴有排尿不畅、费力、小便滴沥排出，在老年男性多为前列腺肥大，在中年男性则要考虑尿道狭窄、尿道结石或膀胱肿瘤；50 岁以上的患者发生肉眼能见或显著的显微镜血尿，无论是男是女，都暗示泌尿系统存在着病变。尤其是突然发生的无痛性血尿，多数是肿瘤侵蚀尿液排出管道引起溃破出血的表现。

（四）尿比重

是指在 4℃时尿液与同体积纯水的重量之比。因尿液中含有 3%～5% 的固体物质，故尿比重大于纯水。尿比重高低随尿液中水分、盐类及有机物含量而异，在病理的情况下还受蛋白、尿糖及细胞成分等影响，如无水代谢失调，尿比重的测定可粗略反映肾小管的浓缩稀释功能。

1. 参考值

成人：随机尿，1.003～1.030；晨尿＞1.020。

新生儿：1.002～1.004。

2. 临床意义

增高：尿量减少时比重可升高，见于急性肾炎、高热、休克或脱水患者，尿相对密度均升高，甚至可超过 1.040。

降低：尿液比重＜1.015 时称为低渗尿或低比重尿。若在 1.010±0.003 范围内，称为等渗尿，提示肾脏浓缩稀释功能明显损害。慢性肾炎、肾功能不全患者尿比重多偏低，且多固定在 1.010～1.012。尿崩症患者尿比重较低，一般多在 1.003 以下。

（五）尿渗量

尿渗量是指尿液内具有渗透活性的全部溶质微粒的总数量，如电解质、尿素、糖类、蛋白质等。尿渗量测定比尿相对密度测定更能确切地反映肾脏的浓缩功能。肾脏是通过对尿液浓缩或稀释作用来达到调节体液渗透量的平衡。尿渗量浓度反映肾脏对溶质和水相对排泄速度，不受溶质颗粒大小和性质的影响，只与溶质微粒的数量有关。

1. 参考值

正常人禁饮后尿渗量为 600～1 000 mOsm/（kg·H$_2$O），平均 800 mOsm/（kg·H$_2$O）；血浆渗量为 275~305 mOsm/（kg·H$_2$O），平均 300 mOsm/（kg·H$_2$O）。尿渗量/血浆渗量比值为（3.0～4.7）：1.0。

2. 临床意义

降低主要见于肾浓缩功能严重受损的疾病，如慢性肾盂肾炎、多囊肾、慢性肾功能衰竭、尿崩症、尿路梗阻性肾病变、尿酸性肾病变、急性肾小管功能障碍和原发性肾小球病变等。

升高见于高热、脱水、心功能不全、急性肾炎、周围循环不良、腹泻、肾淤血等。

二、尿常规检查

尿常规在临床上是不可忽视的一项初步检查，不少肾脏病变早期就可以出现蛋白尿或者尿沉渣中有形成分。其指标包括酸碱度（pH）尿比重（SG）、尿胆原（URO）、隐血或红细胞（BLD）、白细胞（WBC）、蛋白质（PRO）、葡萄糖（GLU）、胆红素（BIL）、酮体（KET）等。

（一）尿酮体定性试验

尿酮体是尿液中乙酰乙酸、β-羟丁酸及丙酮的总称。酮体是机体脂肪氧化代谢产生的中间代谢产物，当糖代谢发生障碍，脂肪分解增多，酮体产生速度超过机体组织利用速度时，可出现酮血症，酮体血浓度一旦超过肾阈值，就可产生酮尿。

1. 参考值

定性：阴性（正常）。

2. 影响因素

由于尿酮体中的丙酮和乙酰乙酸都具有挥发性，乙酰乙酸更易受热分解。因此尿液必须新鲜，及时送检，以免酮体的挥发或分解出现假阴性或结果偏低。

含色素样本或含有大量左旋多巴代谢产物的样本易出现假阳性。

注意干化学法与酮体酚法的灵敏度差异。同一病理标本两种方法可能出现截然不同的结果，在分析结果时应注意。

不同病程酮体成分的变化会给检测结果带来差异。不同病因引起的酮症，酮体的成分可不同，即使同一患者的不同病程也可有差异。因此检测人员必须注意病情发展，与临床医生共同分析结果的可靠性。

3. 临床意义

尿酮体定性试验，常与糖尿病、妊娠、营养不良、慢性疾病有关。尿酮体阳性可能有以下情况。①糖尿病患者、糖尿病酸中毒时会出现强阳性（＋＋＋），此时应引起注意，患者易发生中毒性昏迷，应及时采取治疗措施。应注意糖尿病酮症者肾功能严重损伤而肾阈值增高时，尿酮体亦可减少，甚至完全消失。②严重呕吐、腹泻、长期营养不良、饥饿、剧烈运动后。③妊娠妇女因妊娠反应而剧烈呕吐、子痫、消化吸收障碍等。④中毒如氯仿、乙醚麻醉后、磷中毒等，也可引起尿酮体阳性。当服用的药物有抑制细胞呼吸的作用时，可出现血糖正常、尿酮体阳性的现象。⑤新生儿出现尿酮体强阳性，应怀疑为遗传性疾病。

（二）尿糖检测

尿糖检测，主要是作为糖尿病的筛检和病情判断的检测指标。尿糖检测时，应同时检查血糖，以提高诊断准确性。

1. 参考值

定性：阴性（正常）。

2. 影响因素

尿液中维生素 C 浓度 ≥ 500 mg/L，或酮体浓度 > 0.4 g/L，可使葡萄糖含量在 14 mmol/L 的样本呈假阴性反应。原因是维生素 C 可与试剂带中的试剂发生竞争性抑制反应，使尿糖出现假阴性。

尿比重升高时，可降低试剂带对糖的敏感性，使葡萄糖测试的反应性降低。

由于试剂带是酶促反应，测定结果与反应时间和反应温度有关，因此应在规定的温度下按规定的时间与标准色板比色，否则影响结果的准确性。

抗生素对尿糖有影响。抗生素对班氏法糖定性、糖定量测定有不同程度的影响，而对于化学法定性及酶法定量测定无影响。

试剂带易失效，不可暴露于空气中及阳光下。

3. 临床意义

尿糖测定结果为阳性，此时提示患者可能患有糖尿病、甲亢、肾性糖尿等；如以后多次测定尿糖提示为阴性，则应考虑为一过性尿糖升高，此时可考虑是否有以下情况。

（1）病理性尿糖

①真性尿糖，是由于胰岛素分泌绝对或相对不足，血糖浓度超过肾糖阈值而从尿中排出所致。轻型患者常在餐后出现阳性。重者每次测定多为阳性。②肾性尿糖，是由于肾小管对葡萄糖的重吸收功能减退，肾糖阈降低而引起的尿糖。如家族性尿糖、慢性肾炎、肾病综合征等。③其他尿糖，生长激素、甲状腺素、皮质醇、胰高血糖素都可使血糖浓度上升而引起尿糖。如肢端肥大症、甲状腺功能亢进、嗜铬细胞瘤等。

（2）生理性尿糖

为一过性尿糖，是暂时性的，排除生理性因素后恢复正常。

（3）饮食性尿糖

短时间内食用大量的糖所致。

（4）应激性尿糖

原因是颅脑外伤、脑血管意外、情绪激动等情况下，延髓血糖中枢受刺激，导致肾上腺、胰高血糖素大量释放，因而可出现暂时性的高血糖和尿糖。

（5）妊娠性尿糖

以妊娠中末期多见，由于肾小球滤过增加，肾小管重吸收相对减少，另外妊娠末期和哺乳期间可因乳腺产生乳糖过多而致乳糖尿。

（三）尿蛋白定性试验

尿蛋白定性试验是尿常规检查中最重要的项目之一，是肾脏疾病的诊断、治疗观察、预后评价的重要常规指标之一，还可用于全身性疾病及其他疾病的过筛试验。尿蛋白定性试验通常通过半定量方式或加号方式表示尿液中排出的蛋白质的多少，用于判断和了解肾脏功能是否出现问题及问题的严重程度，其结果可用阴性、微量、1~4个加号表示，也可用数值表示，加号越多或数值越高则表示尿蛋白越多。

1. 参考值

定性：阴性（正常）。

2. 影响因素

尿液标本必须新鲜，变质的尿液会使尿 pH 值发生变化，或尿液本身过酸、过碱都会影响试验结果。

不同的尿蛋白测定方法对患者尿液内不同类型蛋白质检测的敏感性不同，测定结果也不相同。

多种物质（多为药物）可使尿蛋白的不同检查方法呈假阴性和假阳性结果。尿中含蛋白质的患者使用青霉素治疗时，干化学法测试易产生假阴性；尿中含有高浓度有机碘造影剂及尿酸盐时，磺柳酸法易呈假阳性。

尿液存放时间过久而致细菌生长繁殖，或尿液受其他分泌物如阴道分泌物污染，或含有较多细胞成分时，也可出现假阳性反应。

3. 临床意义

（1）病理性因素

尿蛋白定性如果出现阳性结果，应引起注意并应进一步检查或复查。持续的阳性结果特别是加号较多时提示可能患有急性肾炎、慢性肾炎、肾盂肾炎、肾结核、肾肿瘤及各种原因引起的肾病综合征、系统性红斑狼疮、糖尿病肾病、泌尿系统炎症反应、肾移植术后的排斥反应等。出现的蛋白尿还可能是某些病理反应造成的，如高热、高血压、膀胱炎、尿道炎、肿瘤、骨髓瘤、输血反应等。

（2）生理因素

可造成暂时性尿蛋白阳性，如妊娠、剧烈运动后、受寒、精神紧张、体位变化、青少年快速生长期等；如尿液内混入了阴道分泌物或精子，或被一些其他物质污染也可造成假阳性，应注意复查和观察。

（3）其他因素

偶然一次尿蛋白测定结果为阳性时应注意观察和复查，排除有关的生理因素，并咨询内科医生或做进一步检查以确定病因。

（四）尿亚硝酸盐定性试验

某些泌尿系统存在的细菌可以将尿中蛋白质代谢产物硝酸盐还原为亚硝酸盐，因此测定尿液中是否存在亚硝酸盐就可以快速、间接地了解泌尿系统细菌感染的情况，作为尿路感染的筛查试验。临床上尿路感染发生率很高，并且有时是无症状的感染，在女性患者中尤其如此。诊断尿路感染需做尿细菌培养，需较长时间和一定条件，而尿亚硝酸盐定性试验可以很快地得到结果，有助于疾病的辅助诊断。

1. 参考值

定性：阴性或弱阳性（正常）。

2. 影响因素

高比重的尿液能降低亚硝酸盐试验的灵敏度，可出现假阴性。

当体内缺少硝酸盐（少于 13 μmol/L）时，尽管尿液中所存在的细菌含有还原酶也将出现假阴性结果。当尿液在膀胱内停留时间不足 4h 也可产生假阴性结果。

粉红色斑点或粉红色反应为阳性结果，但颜色的强度与所存在的细菌数不呈正比例关系。

阴性结果并不表示尿液中无细菌存在。阴性结果可见于非硝酸盐转化型细菌的尿道感染。

标本放置过久或污染均可以呈假阳性，故此试验阳性也不能就此肯定泌尿系统感染。

3. 临床意义

尿亚硝酸盐阳性结果常见于：由大肠杆菌引起的肾盂肾炎（其阳性率占到总数的 2/3 以上）；由大肠杆菌等细菌引起的有症状或无症状的尿路感染、膀胱炎、菌尿症等。尿亚硝酸盐试验阴性时并不表示没有细菌感染，只是由于某些不具备还原硝酸盐能力的细菌引起的尿路感染不能显示阳性，这类细菌有不动杆菌等非发酵菌，或尿液在膀胱中未能潴留 4 h 以上。

（五）尿胆红素定性试验

1. 参考值

定性：阴性。

2. 影响因素

尿液标本必须新鲜，以免胆红素在阳光照射下成为胆绿素。标本不能及时测定时，须避光保存。

维生素 C、亚硝酸盐、氯丙嗪等药物或尿液内含有大量亚硝酸盐时，可导致尿胆红素测定结果假阴性。

一些药物的代谢产物在低 pH 值下可产生颜色，这易给胆红素阴性或阳性比色的判断带来干扰。

试剂带在使用和保存过程中，不能接触酸碱物质和气体，也不能用手触摸模块。

3. 临床意义

尿胆红素定性试验是用于肝病患者的尿液检验，正常人尿中胆红素定性应为阴性。当在肝实质性（肝细胞性）黄疸和阻塞性黄疸时，尿液中可出现胆红素，而在溶血性黄疸时，胆红素定性一般为阴性，应与血清胆红素、尿胆原、粪胆原、红细胞计数、网织红细胞计数等检查项目一起综合分析。

（六）尿胆原定性试验

尿胆原、尿胆素、尿胆红素三项试验通常被称为"尿三胆"试验，一般作为不同病因黄疸的鉴别指标之一。尿胆素定性试验的临床应用价值基本同于尿胆原，因此现行的尿液分析仪测定方法中不含尿胆素定性试验。

1. 参考值

定性：阴性（NEG）。正常含量（NORM）< 4.0 EU/L。

2. 影响因素

标本必须新鲜避光，否则尿胆原可被氧化成尿胆素而呈假阴性结果。

尿中含大量维生素 C 或使用广谱抗生素(抑制了肠道菌)，使尿胆原减少可出现假阴性。

尿胆原检测与尿胆红素一样，均可作为临床上黄疸鉴别的实验室指标，但也须与血清胆红素、粪胆原等检测指标一起综合分析。

试纸条的反应随温度的升高而增强，反应的最适温度为 22～26℃。

正常人尿胆原排泄量每天波动很大，夜间和上午量少，午后迅速增加，在午后 2～4 h 达到高峰；同时尿胆原的清除率与尿的酸碱度相关，因此尿胆原的检测结果应综合分析。

3. 临床意义

尿胆原定性试验多用于溶血性黄疸和阻塞性黄疸的鉴别诊断。阻塞性黄疸时尿胆原可为阴性，当尿胆原为阴性时还应该参考尿胆素测定结果，当二者都为阴性时可确定患者患有完全阻塞性黄疸。尿胆原增加则多见于溶血性黄疸和肝实质性（肝细胞性）黄疸。

（七）尿酸碱度

1. 参考值

在正常饮食条件下，晨尿多偏弱酸性，多数尿标本 pH 值为 5.5～6.5；随机尿 pH 值为 4.5～8.0。

2. 影响因素

pH 值：尿标本必须新鲜，否则放置过久细菌分解尿液成分可导致酸碱度改变，或因尿中的碳酸氢盐分解产生的二氧化碳会自然扩散到空气中，使 pH 值增高。测定过程中，试剂带浸入尿液时间过长，尿 pH 值呈降低趋势。

饮食影响：饮食以动物性为主，尿 pH 值降低；以植物性为主，尿 pH 值增高（pH 值＞6）。餐后胃液分泌增多，尿液酸分泌减少，pH 值增高，称为餐后碱潮；夜间睡眠时，有轻度的呼吸性酸中毒，尿 pH 值降低。

生理活动：剧烈运动、大汗、应激、饥饿时尿 pH 值降低。

服用药物：如服用碳酸氢盐和有机酸盐使尿 pH 值增高，服用氯化铵、氯化钙、氯化钾、稀盐酸等使尿 pH 值降低。

3. 临床意义

尿液的酸碱度变化主要来源于人的饮食习惯和食物的成分。如果常食用荤素杂食，食物中蛋白质分解后可产生硫酸盐或磷酸盐等酸性物质，经由肾脏排出后可使得尿液呈酸性；尿路结石时，以尿酸盐和胱氨酸所形成的结石多见于酸性尿中，酸中毒及服用氯化铵等酸性药物时，尿液多呈酸性。以素食为主者，因植物中有机酸在体内氧化后产生的酸性物质就较少，所以尿中排出的酸性物质就少，碱基增加而使尿液呈碱性。以草酸盐、磷酸盐、碳酸盐所形成的结石多出现于碱性尿中；膀胱炎、碱中毒、肾小管性酸中毒、尿路感染时尿液也多呈碱性；而放置时间过久的尿、脓血尿等均可使尿液呈碱性。

尿液酸碱度测定独立应用时，往往无明显的临床意义，一般常用来与其他项目结合，综合判断患者病情变化和用于监测。

尿 pH 值降低，酸中毒、慢性肾小球肾炎、痛风、糖尿病等排酸增加；呼吸性酸中毒、二氧化碳潴留等，尿多呈酸性。尿 pH 值升高，频繁呕吐丢失胃酸、服用碳酸氢盐、尿路感染、换气过度及丢失二氧化碳过多的呼吸性碱性中毒，尿呈碱性。应注意以下特殊情况。①低钾血症性碱中毒时，由于肾小管分泌 H^+ 增加，尿液酸性增强；反之高钾性酸中毒时，排 K^+ 增加，肾小管分泌 H^+ 减少，可呈碱性尿。②变形杆菌性尿路感染时，由于尿素分解成氨，呈碱性尿。③肾小管性酸中毒时，因肾小管形成 H^+，排出 H^+，及 H^+、Na^+ 交换能力下降，尽管体内为明显酸中毒，但尿 pH 值呈相对偏于碱性，酸负荷试验即给患者酸负荷后，精确测定尿 pH 值，有助于肾小管性酸中毒的诊断及分型。

第四节　粪便检验技术

一、粪便的理学检查

（一）量

正常成人大多每日排便一次，其量为 100～250 g，随食物种类、食量及消化器官的功能状态而异。摄取细粮及肉食为主者，粪便细腻而量少；进食粗粮特别是多量蔬菜后，因纤维含量多导致粪便量增加。当胃肠、胰腺有炎症或功能紊乱时，因炎性渗出、肠蠕动亢进使消化吸收不良，可使粪便量增加。

（二）外观

正常成人的粪便为黄褐色成形便，质软；婴儿粪便可呈黄绿色或金黄色糊状。久置后，粪便的胆色素被氧化可致颜色加深。病理情况下可见如下改变。

1. 黏液便

黏液便，正常粪便中含有少量黏液，因与粪便均匀混合不易察觉，若有肉眼可见的黏液，说明其量增多。小肠炎时增多的黏液均匀地混于粪便之中；如为大肠炎，由于粪便已逐渐成形，黏液不易与粪便混匀，来自直肠的黏液则附着于粪便的表面。单纯黏液便的黏液透明，稍黏稠。

2. 溏便

便呈粥状且内容粗糙，见于消化不良、慢性胃炎、胃窦潴留。

3. 胨状便

呈黏胨状、膜状或扭带状，见于肠易激综合征，也可见于某些慢性菌痢患者。

4. 脓性及脓血便

说明肠道下段有病变。常见于痢疾、溃疡性结肠炎、局限性肠炎、结肠或直肠癌。脓或血的量取决于炎症的类型及其程度，在阿米巴痢疾以血为主，血中带脓，呈暗红色稀果酱样，此时要注意与食入大量咖啡、巧克力后的果酱色粪便相鉴别。细菌性痢疾则以黏液及脓为主，脓中带血。

5. 鲜血便

直肠息肉、结肠癌、肛裂及痔疮等均可见鲜红色血便。痔疮时常在排便之后有鲜血滴落，而其他疾病多见鲜血附着于粪便的表面。

6. 柏油样黑便

上消化道或小肠出血在肠腔内停留的时间较长，因红细胞破坏后，血红蛋白在肠道内与硫化物结合形成硫化亚铁，使粪便呈黑色，且大便表面附有黏液而发亮，类似柏油，故称柏油便。食管的炎症、肿瘤、溃疡、贲门撕裂综合征、胃的急慢性炎症、消化性溃疡、胃癌、药物的刺激、十二指肠溃疡、憩室、炎症等，都可引起出血而出现柏油样便。另外，胆道与胰腺的出血，也可出现柏油样便。空、回肠，甚至右半结肠的出血，如果在肠道停留时间长，也可表现为黑便。服含有铋剂的药物及进食动物的血液，可出现黑便，临床上应注意与上消化道出血鉴别。

7. 稀糊状或稀汁样便

常因肠蠕动亢进或分泌物增多所致，见于各种感染或非感染性腹泻，尤其是急性胃肠炎。小儿肠炎时肠蠕动加速，粪便很快通过肠道，以致胆绿素来不及转变为粪便胆素而呈绿色稀糊样便。遇大量黄绿色的水样便并含有膜状物时应考虑到假膜性小肠结肠炎；艾滋病伴发肠道隐孢子虫感染时也可排大量水样便；副溶血性弧菌食物中毒可出现洗肉水样便，出血性小肠炎可见红豆汤样便。

8. 米泔样便

呈淘米水样，内含黏液片块，量大。见于重症霍乱、副霍乱患者。

9. 白陶土样便

由于各种原因引起的胆管梗阻，进入肠内的胆汁减少或缺乏，以致粪便胆素生成相应减少甚至无粪便胆素产生，使粪便呈灰白色，主要见于阻塞性黄疸。

10. 干结便

常由于习惯性便秘，粪便在结肠内停留过久，水分过度吸收而排出羊粪便样的硬球或粪便球积成的硬条状粪便，于老年排便无力时多见。

11. 细条状便

排便形状改变，排出细条或扁片状粪便，说明直肠和肛门狭窄，常提示有直肠肿物存在。

12. 乳凝块

婴儿粪便中可见有黄白色乳凝块，亦可能见蛋花样便，提示脂肪或酪蛋白消化不完全，常见于婴儿消化不良、婴儿腹泻。

（三）气味

正常粪便有臭味，主要因细菌作用的产物如吲哚、粪臭素、硫醇、硫化氢等引起的。肉食者臭味重，素食者臭味轻。粪便恶臭且呈碱性反应时，由未消化的蛋白质发生腐败所致；患者患慢性肠炎、胰腺疾病、消化道大出血、结肠或直肠癌溃烂时，粪便亦有腐败恶臭味；阿米巴性肠炎粪便呈鱼腥臭味；脂肪及糖类消化或吸收不良时，由于脂肪酸分解及糖的发酵而使粪便呈酸臭味。

（四）寄生虫

肠道寄生虫病的诊断多依靠在粪便中找到虫卵、原虫滋养体和包囊，找到这些直接证据就可以明确诊断为相应的寄生虫病和寄生虫感染。蛔虫、蛲虫、绦虫等较大虫体或其片段肉眼即可分辨，钩虫虫体须将粪便冲洗过筛方可看到。

（五）结石

粪便中可见到胆石、胰石、粪石等，最重要且最多见的是胆石。常见于应用排石药物或碎石术之后，较大者肉眼可见到，较小者需用铜筛淘洗粪便后仔细查找才能见到。

二、粪便的化学检查

（一）粪胆素和粪胆原测定

1. 参考值

定性：阳性（正常）。

2. 影响因素

待检粪便必须新鲜，否则会氧化成粪胆素。如粪便中含较多的脂肪胨，则应先用乙醚抽提脂肪后再做试验；制备粪便悬液时应充分混匀；口服广谱抗生素可影响胆红素转化为粪（尿）胆原的功能。

3. 临床意义

粪便中无胆红素，而有粪胆原和粪胆素。

病理情况下，如阻塞性黄疸时，粪胆原减少或缺如，且随病情好转而恢复正常；溶血性疾病（如溶血性黄疸或阵发性睡眠性血红蛋白尿症）时，粪胆原增加；肝细胞性黄疸时，粪胆原可增加也可减少。

粪胆原测定应结合粪胆红素及其衍生物、尿胆原、尿胆红素定性试验以及血胆红素的测定，以利于鉴别诊断黄疸的性质。

（二）粪便苏丹Ⅲ染色检查

苏丹Ⅲ为一种脂肪染料，可将粪便中排出的中性脂肪染成朱红色，易于在显微镜下观察和辨认。

1. 参考值

定性：阴性（正常）。

2. 临床意义

人们每天食入各类食物包括脂肪，正常食入的中性脂肪经胰脂肪酶消化分解后被吸收，如粪便中出现过多的中性脂肪则提示胰腺的正常消化功能可能减退，或肠蠕动亢进，特别是在慢性胰腺炎和胰头癌时多见。此外肝脏代偿功能失调、脂肪性痢疾、消化吸收不良综合征时也可呈阳性结果。

（三）粪便隐血检查

粪便隐血检查是用来检查粪便中隐藏的红细胞或血红蛋白的一项检查。这对检查消化道出血、消化道肿瘤的筛检和鉴别有重要的临床意义。

1. 参考值

定性：阴性（正常）。

2. 影响因素

容器及玻片应避免血红蛋白污染。挑取粪便时，应尽量选择可疑部分。标本应及时送检，否则久置将使血红蛋白被肠道细菌分解，造成假阴性。此外，造成假阴性的情况还有触媒法试剂失效及大量维生素 C 存在等。

以下物质可造成粪便隐血的假阳性：新鲜动物食品（如鱼、牛乳、鸡蛋、贝类、牛肉等），蔬菜水果（如萝卜、绿叶菜、香蕉、葡萄等），某些药物（如铁剂、阿司匹林、糖皮质激素等），以及齿龈出血、鼻出血等。故应嘱受检者在检查前 3 天内禁食动物血、肉、肝脏及富含叶绿素的食物、铁剂，以免造成假阳性。

应用免疫学方法检测可提高试验的特异性，并可避免食物因素引起的非特异性反应。

3. 临床意义

消化道癌症早期，有 20% 的患者可出现隐血试验阳性，晚期患者的隐血阳性率可超过 90%，并且可呈持续性阳性，因此粪便隐血检查可作为消化道肿瘤筛选的首选指标。

消化道出血、消化道溃疡患者粪便隐血试验多为阳性，或呈间断性阳性。

可导致粪便中出现较多红细胞的疾病，如痢疾、直肠息肉、痔疮出血等也会导致隐血试验阳性反应。

其他引起隐血试验阳性的疾病还有：结肠炎、结肠息肉、结肠癌、各种紫癜、急性白血病、血友病、回归热、钩虫病、胃癌等。此外，某些药物亦可致胃黏膜损伤（如服用阿司匹林、糖皮质激素等）。

（四）酸碱反应

正常人的粪便为中性、弱酸性或弱碱性。食肉多者呈碱性，高度腐败时为强碱性；食糖类及脂肪多时呈酸性，异常发酵时为强酸性。细菌性痢疾、血吸虫病粪便呈碱性；阿米巴痢疾粪便常呈酸性。

三、粪便显微镜检查

粪便的检验对许多疾病，尤其是消化道系统疾病及寄生虫病的诊断和治疗有重要的临床意义，是临床上应用最广泛的"三大常规"检查之一。通过显微镜检查可以发现粪便中的病理成分和了解胃肠道消化吸收功能。

（一）细胞

1. 白细胞（脓细胞）

正常粪便中不见或偶见，多在带黏液的标本中见到，主要是中性分叶核粒细胞。肠炎一般少于 15 个 /HP，分散存在，具体数量多少与炎症轻重及部位有关；小肠炎症时白细胞数量不多，均匀混于粪便内，且因细胞部分被消化而不易辨认；结肠炎症如细菌性痢疾时，可见少量白细胞或成堆出现的脓细胞，亦可见到含有异物的小吞噬细胞；在肠易激综合征、肠道寄生虫病（尤其是钩虫病、阿米巴痢疾）时，粪便涂片还可见较多的嗜酸性粒细胞，可伴有夏科 – 莱登结晶。

2. 巨噬细胞

为一种吞噬较大异物的单核细胞，在细菌性痢疾和直肠炎症时均可见到。其胞体较中性粒细胞为大，或为其 3 倍或更大，呈圆形、卵圆形或不规则形，胞核 1 ~ 2 个，大小不等，常偏于一侧。常含有吞噬的颗粒及细胞碎屑，有的可见含有红细胞、白细胞、细菌等，此类细胞多有不同程度的退化变性现象。若其胞质有缓慢伸缩时，应特别注意与溶组织内阿米巴滋养体区别。

3. 肠黏膜上皮细胞

生理情况下，少量脱落的柱状上皮多被破坏，故正常粪便中见不到。结肠炎症时上皮细胞增多，呈卵圆形或短柱形，两端钝圆，细胞较厚，结构模糊，夹杂于白细胞之间，假膜性小肠结肠炎的肠黏膜小块中可见到成片存在的上皮细胞，其黏液脓状分泌物中亦可大量存在。

4. 肿瘤细胞

取乙状结肠癌、直肠癌患者的血性粪便及时涂片染色，可能见到成堆的具异型性的癌细胞。

（二）食物残渣

1. 淀粉颗粒

一般为具有同心性纹或不规则放射线纹的大小不等的圆形、椭圆形或棱角状颗粒，无色，具有一定折光性。滴加碘液后呈黑蓝色，若部分水解为糊精者则呈棕红色，腹泻者的粪便中常易见到，在慢性胰腺炎、胰腺功能不全、碳水化合物消化不良时可在粪便中大量出现，并伴有较多的脂肪小滴和肌肉纤维。

2. 脂肪

粪便中的脂肪有中性脂肪、游离脂肪酸和结合脂肪酸三种形式。中性脂肪即脂肪小滴，呈大小不一、圆形、折光强的小球状。用苏丹Ⅲ染色后呈朱红色或橘红色。大量存在时，提示胰腺功能不全，因缺乏脂肪酶而使脂肪水解不全所致，见于急慢性胰腺炎、胰头癌、吸收不良综合征、小儿腹泻等。游离脂肪酸为片状、针束状结晶，加热溶化，其增多表示脂肪吸收障碍，可见于阻塞性黄疸。肠道中缺乏胆汁时，结合脂肪酸是脂肪酸与钙、镁等结合形成的不溶性物质，呈黄色不规则块状或片状，加热不溶解，不被苏丹Ⅲ染色。

正常人食物中的脂肪经胰脂肪酶消化分解后大多被吸收，粪便中很少见到。如镜检脂肪小滴 > 6 个 /HP，视为脂肪排泄过多，如大量出现称为脂肪泻，常见于腹泻患者，此外食物中脂肪过多、胆汁分泌失调、胰腺功能障碍也可见到。

3. 肌纤维

日常食用的肉类主要是动物的横纹肌，经蛋白酶消化分解后多消失。大量肉食后可见到少量肌纤维，但在一张盖片范围内（18 mm × 18 mm）不应超过 10 个，为淡黄色条状、片状、带纤维的横纹，加入伊红可染成红色。在肠蠕动亢进、腹泻或蛋白质消化不良时可增多，当胰腺外分泌功能减退时，不但肌纤维增多，且其纵横纹均易见，甚至可见到细胞核，这是胰腺功能严重不全的佐证。

4. 胶原纤维和弹性纤维

为无色或微黄色束状边缘不清晰的线条状物，正常粪便中很少见到。有胃部疾病而缺乏胃蛋白酶时可较多出现。加入 30% 醋酸后，胶原纤维膨胀呈胶状而弹性纤维的丝状形态更为清晰。

5. 植物细胞及植物纤维

正常粪便中仅可见少量的形态多样化。植物细胞可呈圆形、长圆形、多角形、花边形等，无色或淡黄色，双层细胞壁，细胞内有叶绿体，须注意与虫卵鉴别。植物纤维为螺旋形或网格状结构。植物毛为细长、有强折光、一端呈尖形的管状物，中心有贯通两端的管腔。肠蠕动亢进、腹泻时此类成分增多，严重者肉眼即可观察到粪便中的若干植物纤维成分。

（三）结晶

在正常粪便可见到少量磷酸盐、草酸钙、碳酸钙结晶，均无病理意义。夏科 – 莱登结晶为无色透明的菱形结晶，两端尖长，大小不等，折光性强，常在阿米巴痢疾、钩虫病及过敏性肠炎粪便中出现，同时可见到嗜酸性粒细胞。血红素结晶（氯化血红素）为棕黄色斜方形结晶，见于胃肠道出血后的粪便内，不溶于氢氧化钾溶液，遇硝酸呈蓝色。

（四）细菌

1. 正常菌群与菌群失调

粪便中细菌极多，占干重 1/3，多属正常菌群。在健康婴儿粪便中主要有双歧杆菌、拟杆菌、肠杆菌、肠球菌，少量芽孢菌、葡萄球菌等。正常人粪便中以大肠埃希菌、厌氧菌和肠球菌为主要菌群，约占 80%；产气杆菌、变形杆菌、铜绿假单胞菌等多为过路菌，不超过 10%。此外尚可有少量芽孢菌和酵母菌。正常人粪便中的菌量和菌谱处于相对稳定状态,保持着细菌与宿主间的生态平衡。若正常菌群突然消失或比例失调,临床上称为肠道菌群失调症。其确诊方法需通过培养及有关细菌学鉴定。亦可作粪便涂片,行革兰氏染色后油镜观察以初步判断。正常粪便中革兰氏阳性球菌和革兰氏阴性杆菌的比例大致为 1∶10。长期使用广谱抗生素、免疫抑制剂及慢性消耗性疾病的患者,粪便中球/杆菌比值变大。若比值显著增大,革兰阴性杆菌严重减少,甚至消失,而葡萄球菌或真菌等明显增多,常提示有肠道菌群紊乱或发生二重感染,此种类型菌群失调症称为假膜性小肠结肠炎,此时粪便多呈稀汁样,且量大,涂片革兰氏染色常见培养证明为金黄色溶血性葡萄球菌,其次为假丝酵母菌。

2. 霍乱弧菌

霍乱弧菌肠毒素具有极强的致病力。作用于小肠黏膜引起的小肠液大量分泌,导致严重水电解质平衡紊乱而死亡。用粪便悬滴法检查和涂片染色有助于初筛此菌。取米泔样粪便,生理盐水悬滴法检查可见呈鱼群穿梭样运动活泼的弧菌,改用霍乱弧菌抗血清悬滴法检查,即做制动试验时呈阳性反应,弧菌不再运动。粪便黏液部分涂片革兰氏染色及稀释苯酚复染后,油镜观察若见到革兰氏阴性红色鱼群样排列,呈现逗点状或香蕉样形态的弧菌,则需及时报告和进行培养与鉴定。

（五）真菌

1. 普通酵母菌

该菌是一种环境中常见的真菌,可随环境污染而进入肠道,也可见于服用酵素、维生素、营养片后,胞体小,常呈椭圆形,两端略尖,微有折光性,常见于夏季已发酵的粪便中。其形态有时与微小内蜓阿米巴包囊或红细胞相混合,但加入稀醋酸后不消失,而红细胞则被溶解。

2. 人体酵母菌

该菌为一种寄生于人体中的真菌,呈圆形或卵圆形,直径 5～15 μm,大小不一。内含一个大而透明的圆形体,称为液泡。此菌幼稚期液泡小,分散于胞质之中,成熟时液泡聚合成一个大球体,占细胞的大部分。在液泡周围狭小的胞质带有数颗反光性强的小点。此菌有时易与原虫包囊,尤其是人芽囊原虫和白细胞相混淆,可用蒸馏水代替生理盐水进行涂片,人体酵母菌迅速破坏消失而原虫包囊及白细胞则不被破坏。亦可用碘染色,液泡部分不着色,胞质内可见 1～2 核。一般无临床意义,大量出现时可致轻微腹泻。

3. 假丝酵母菌

正常粪便中极少见,如见到首先应排除由容器污染或粪便在室温放置过久引起的污染,病理粪便中出现的假丝酵母菌以白色假丝酵母菌最为多见,常见于长期使用广谱抗生素、激素、免疫抑制剂以及放、化疗之后。粪便中可见卵圆形、薄壁、折光性强、可生芽的酵母样菌，革兰氏染色阳性，可见分支状假菌丝和厚壁孢子。

（六）寄生虫卵

从粪便中检查寄生虫卵，是诊断肠道寄生虫感染的最常用的化验指标。粪便中常见的寄生虫卵有蛔虫卵、钩虫卵、鞭虫卵、蛲虫卵、华支睾吸虫卵、血吸虫卵、姜片虫卵、带绦虫卵等。寄生虫卵的检验一般用生理盐水涂片法，除华支睾吸虫需用高倍镜辨认外，其他均可经低倍镜检出。在识别寄生虫时应注意虫卵大小、色泽、形态、卵壳的厚薄、内部结构特点，认真观察后予以鉴别，观察 10 个低倍视野，以低倍镜所见虫卵的最低数和最高数报告。为了提高寄生虫卵的检出阳性率，还可采用离心沉淀法、静置沉淀集卵法，通过去除粪渣，洗涤沉淀后涂片镜检，此种集卵法适用于检出各种虫卵。

第五章　临床免疫学检测

第一节　自身抗体的分类与检测

一、类风湿因子检测

类风湿因子（RF）是最先在类风湿关节炎患者血清中发现的，是一种抗变性 IgG 的自身抗体，主要是 IgM 型抗体，但也有 IgG、IgA、IgD、IgE 型抗体。

（一）参考值

胶乳凝集法、RIA 或 ELISA 法为阴性。前法血清稀释度＜（1∶10）。

（二）临床意义

RF 增高见于 80% 的没有经过治疗的类风湿性关节炎患者，80% 的皮肌炎患者，80% 的硬皮病、恶性贫血患者，53% 的系统性红斑狼疮患者，75% 的自身免疫性贫血患者，60% 的慢性活动性肝炎患者。

高丙种球蛋白血症、传染性单核细胞增多症、冷球蛋白血症、白血病、亚急性心内膜炎也可呈阳性。

75 岁以上的老年人和 1%～4% 的正常人胶乳试验可呈弱阳性反应。

二、抗核抗体检测

抗核抗体（ANA）是以细胞的核成分为靶抗原的自身抗体的总称。用间接免疫荧光法检测时，有几种荧光图谱：①均质型，与抗 dsDNA 和抗组蛋白抗体有关；②斑点型或颗粒型，与多种自身抗体有关，如抗 U1-RNP、抗 Sm、抗 Scl-70、抗 SS-B/La、抗 SS-A/Ro；③核仁型，与针对核糖体、U3-RNP、RNA 聚合酶的抗体有关。

（一）抗双链 DNA 抗体检测

抗 DNA 抗体识别嘌呤和嘧啶碱基，分为抗双链 DNA 抗体（dsDNA）、抗单链 DNA 抗体（ssDNA）和抗 Z-DNA 抗体。抗 dsDNA 抗体的靶抗原是细胞核中 DNA 的双螺旋结构，识别成双碱基对的 DNA，同时可与抗双链或单链 DNA 反应。

1. 结果判定

间接免疫荧光法阳性时，Hep-2 细胞核质均质性着染，有丝分裂细胞中染色质呈强均质性着染；肝细胞呈周边型核着染；短膜虫动基体均质性着染，核质呈弱均质性着染。

2. 临床意义

抗 dsDNA 抗体阳性见于活动期系统性红斑狼疮，阳性率 70% ~ 90%。本试验特异性较高，达 95%，但敏感性较低，对系统性红斑狼疮的诊断和治疗监测极为重要，是系统性红斑狼疮诊断标准之一，也是迄今为止参与系统性红斑狼疮发病机制唯一的一种自身抗体，该抗体与核小体形式存在的胞外 DNA 形成免疫复合物，沉积于毛细血管壁导致器官损伤。极少见于药物诱导性系统性红斑狼疮、类风湿关节炎、原发性干燥综合征中。

（二）抗 Sm 抗体检测

抗 Sm 抗体即抗 Smith 抗体，可识别所有 snRNP 核心蛋白 A 到 G，用免疫印迹法检测主要识别 B（分子量为 28 000）、B（分子量 29 000）、D（分子量 16 000）多肽抗原。B 多肽有 3 个不同的表位，D 多肽可被两类不同的 SmD 抗体识别，一类抗体是识别整个 D 抗原，另一类抗体仅识别 D 抗原 C 端，与 EB 病毒核抗原 1 型（EBNA–1）有同源性。

1. 结果判定

抗体阳性时，间接免疫荧光法中 Hep-2 细胞核质呈粗颗粒形，有时伴细小核点，核仁呈阴性，有丝分裂细胞染色体阴性着染。

2. 临床意义

抗 Sm 抗体为诊断系统性红斑狼疮的特异性抗体，疾病特异性达 99%，且能反映系统性红斑狼疮的活动程度，但敏感性较低，平均为 20%。该抗体与中枢神经系统受累、肾病、肺纤维化及心内膜炎有一定关系。多数情况下，患者还出现抗 dsDNA 或抗组蛋白抗体。

（三）抗组蛋白抗体检测

组蛋白是一种与 DNA 结合的富含赖氨酸与精氨酸的碱性蛋白，由 H_1、H_{2A}、H_{2B}、H_3、H_4、H_5、$[H_{2A}-H_{2B}]$–DNA 二聚体构成，常以四聚体形式存在，组成核小体，缺乏种属特异性和器官特异性。相应抗体称抗组蛋白抗体（AHA）。

1. 结果判定

抗体阳性时，间接免疫荧光法中 Hep-2 细胞核质呈均质型，分裂期细胞染色质呈强着染。

2. 临床意义

50% ~ 70% 的系统性红斑狼疮及 95% 以上的药物诱导性狼疮可出现抗组蛋白抗体。常见的药物有肼屈嗪、盐酸普鲁卡因酰胺、尼酸及氯丙嗪。组蛋白抗体的主要靶抗原为 $[H_{2A}-H_{2B}]$–DNA 复合物，但不同的药物可诱导出针对不同组蛋白的抗体。该抗体与系统性红斑狼疮或青少年型系统性红斑狼疮没有特别的相关性，但与疾病活动度有关。在药物诱导性狼疮中，该抗体可持续很长时间。在类风湿关节炎及原发性胆汁性肝硬化中抗组蛋白抗体阳性率为 5%～14%。IgG 和 IgA 型抗体有临床意义，而 IgM 类抗体则意义不大。

（四）抗 ENA 抗体测定

可提取性核抗原（ENA）又称可溶性核抗原，指的是细胞核在盐水中可以溶解的一部分抗原成分。当血清中存在抗核抗体时，IF-ANA 检测阳性，需要做可提取性核抗原（ENA）抗体检查，以便进一步明确诊断。

1. 参考值

定性：阴性（正常）。

2. 临床意义

抗 ENA 抗体含有多种成分。目前能够检测出的有抗 SS-A/RO 抗体、抗 SS-B/La 抗体、抗 Sm 抗体、抗 U1-RNP 抗体。当抗 ENA 抗体阳性时，还需要做其分型检查。

第二节　体液免疫与特种蛋白检测

临床免疫学是免疫学中一个重要的分支学科，它应用免疫学的理论与技术，研究疾病的病因、发生、发展和转归并对疾病进行诊断和防治。临床免疫学检查常用于感染性疾病、自身免疫性疾病、变态反应性疾病、免疫缺陷病、肿瘤等疾病的诊断与疗效监测。

一、免疫球蛋白检测

免疫球蛋白（Ig）是指具有抗体活性或化学结构上与抗体相似的球蛋白。

免疫球蛋白普遍存在于血液、组织液及外分泌液中。血清电泳时，抗体活性主要在 γ-球蛋白区，也有少量可延伸到 β- 球蛋白区甚至 α_2- 球蛋白区。由于抗体是免疫应答中的重要产物，具有免疫功能，且主要存在于体液中，因此，将抗体介导的免疫称为体液免疫。人类 Ig 根据其重链稳定区的分子结构和抗原特异性的不同，可分为 5 类，即 IgG、IgA、IgM、IgD 及 IgE。它们的重链分别以小写希腊字母 γ、α、μ、δ、ε 表示。人血清中以 IgG 含量最多，IgA 次之，IgM 较少，IgD 与 IgE 仅微量。

（一）IgG、IgA、IgM 测定

IgG 主要由脾脏和淋巴结中的浆细胞合成与分泌，约占血清中总 Ig 的 75%，是血清中主要的抗体成分，在机体的免疫防御中起重要作用，大多数抗细菌、抗病毒、抗毒素的抗体为 IgG 类。另外 IgG 是唯一能通过胎盘的 Ig，通过自然被动免疫使新生儿获得免疫抗体。

IgA 主要由肠系淋巴组织中的浆细胞产生，约占血清中总 Ig 的 10%，分为血清型与分泌型两种。IgA 具有抗细菌、抗病毒、抗毒素的作用，尤以分泌型 IgA（SIgA）在机体的局部免疫中起着重要作用，如抗呼吸道、消化道和泌尿生殖道的感染等，是机体抗感染、抗过敏的重要免疫"屏障"。

IgM 是初次体液免疫反应早期阶段产生的主要 Ig。IgM 不嗜细胞，但可结合补体。占正常血清 Ig 的 10% 左右，含量为 60 ~ 200 mg/100 mL，产生部位主要在脾脏和淋巴结中，主要分布于血流中，抗全身感染的作用较强。

IgM 是五类 Ig 中分子量最大者（900 kD），5 倍于 IgG，又称巨球蛋白。它是由 5 个 IgM 单体经 J 链连接而成，经二巯基乙醇处理，可分解为 7 S、分子量为 160 kD 的亚单位，此 IgM 失去凝集活性。在检测抗体时，可借此将 IgM 与 IgG 或其他 Ig 相区别。理论上 IgM 的抗原性结合价是 10 价，但与大分子抗原结合时，由于受空间结构的限制，实际上只表现出 5 价有效。由于 IgM 有较多结合价，因此是高效能的抗微生物抗体，其杀菌、溶菌、溶血、促吞噬以及凝集作用比 IgG 高 500 ~ 1 000 倍。人体若缺乏 IgM 可能导致致死性败血症，IgM 也可中和毒素和病毒。IgM 在感染早期即已产生，故检查 IgM 抗体水平可用于传染病学早期诊断。IgM 是在个体发育过程中最早出现的抗体，胚胎晚期已能合成。新生儿脐带血中若 IgM 水平升高，表示该儿曾有宫内感染。IgM 可激活补体经典途径，亦为引起Ⅱ、Ⅲ型超敏反应的抗体。在某些疾病，如 Waldenstroem 巨球蛋白血症、系统性红斑狼疮等患者血清中有较高浓度的 7 SIgM，类风湿因子、冷凝集素、天然血型抗体等均为 IgM。IgM 有两个亚类（IgM_1 和 IgM_2），尚不清楚其功能有何差异。

IgG、IgA、IgM 含量的检测通常采用单向免疫扩散法或免疫比浊法。人体免疫球蛋白的含量随着年龄的增长而逐渐升高，到 12 岁以后基本稳定不变。

1. 参考值

成人的参考值包括以下内容。

IgG：7.6 ~ 16.6 g/L。

IgA：0.71 ~ 3.35 g/L。

IgM：0.48 ~ 2.12 g/L。

2. 临床意义

免疫球蛋白增高：①IgG、IgA、IgM 均增高，见于各种慢性感染、慢性肝病、肝癌、淋巴瘤及某些结缔组织病，如系统性红斑狼疮、类风湿性关节炎等。②在 5 种免疫球蛋白中，仅有某一种免疫球蛋白增高而其他不增高或降低，主要见于免疫增殖性疾病，如分泌型多发性骨髓瘤，可分别见到 IgG、IgA、IgD、IgE 增高，据此分为各型骨髓瘤；在原发巨球蛋白血症时呈单独 IgM 明显增高；在各种过敏性疾病如过敏性皮炎、外源性哮喘及某些寄生虫感染等也可见 IgE 单独增高。

免疫球蛋白减低：5 种免疫球蛋白均见减少，见于各类先天性和获得性体液免疫缺陷病及长期应用免疫抑制剂的患者。

（二）IgD 测定

IgD 仅占血清免疫球蛋白的 0.02%～1.0%，它的生理功能还不十分清楚，目前已知的 IgD 抗体的活性包括抗核抗体、抗基底膜抗体、抗链球菌溶血素 "O" 抗体等。

1. 参考值

0.6～2.0 mg/L。

2. 临床意义

增高：①IgD 型骨髓瘤，以 IgD 单克隆性增多为特征，发病频率较低（在已报告的多发性骨髓瘤中少于 1%），大部分为多发性，少数为孤立性或浆细胞性白血病；男性稍多于女性。患者初诊时，血清 IgD 水平在 20～2 000 mg/dL，多在 100 mg/dL 以上，个别有达 6 000 mg/dL 或以上者。特征为 70% 以上并发单克隆轻链病，而且绝大多数（90% 以上）为 Lambda 型，易引起肾功能损害，预后多不良。有些病例因单克隆性 IgD 增高幅度不大，用免疫电泳法或固相免疫法鉴定困难或不能检出，应在经过中追踪观察。②高 IgD 综合征（HIDS）为常染色体隐性遗传性疾病，表现为反复发热和淋巴结肿大，血清 IgD 增高。③多克隆增多，见于慢性骨髓炎、皮肤感染症、大动脉炎综合征、肝硬化、结核病、霍奇金病、肾小球肾炎和风湿病的某些病例。与某些超敏反应有关如青霉素过敏者可见有血清 IgD 抗体，也见于接触性皮炎、荨麻疹等病例。

降低：有报告提示 IgD 降低与 HLA 抗原相关。风湿性疾病患者体内存在抗 IgD 抗体。降低的意义多不明。

（三）IgE 测定

IgE 主要由鼻咽部、扁桃体、支气管、胃肠道等黏膜固有层的浆细胞分泌，血清含量低，仅为血清总 Ig 的 0.002%，在个体发育中合成较晚。IgE 为亲细胞抗体，能与肥大细胞、嗜碱性粒细胞膜上的 FcεR 结合，在 I 型变态反应性疾病的发病中具有重要的作用。

1. 参考值

ELISA：0.1～0.9 mg/L。

2. 临床意义

I 型变态反应性疾病，如过敏性支气管哮喘、特应性皮炎、过敏性鼻炎、荨麻疹等 IgE 常升高。

与 IgE 有关的非过敏性疾病也可升高，如 IgE 型骨髓瘤、寄生虫感染等。

急慢性肝炎、系统性红斑狼疮、严重烧伤等有时可见血清 IgE 升高。人免疫缺陷性病毒（HIV）感染的晚期可出现 IgE 明显升高。

二、血清 M 蛋白检测

M 蛋白或称单克隆免疫球蛋白，是一种单克隆浆细胞 B 淋巴细胞异常增殖时产生的，具有相同结构和电泳迁移率的免疫球蛋白分子或其分子片段（如轻链、重链等），其一般不具有抗体活性。

1. 结果判定

蛋白电泳法、免疫电泳法检测为阴性。

2. 临床意义

血清中检测到 M 蛋白，提示单克隆免疫球蛋白增殖病，见于以下内容。

（1）多发性骨髓瘤

占 M 蛋白血症的 35%～65%，其中 IgG 型占 60% 左右；IgA 型占 20% 左右；轻链（κ 或 λ）型占 15% 左右；IgD 和 IgE 型罕见。多发性骨髓瘤中有 40%～60% 的患者尿中有本周蛋白（BJP）即免疫球蛋白轻链（κ 或 λ）存在。

（2）巨球蛋白血症

占 M 蛋白血症的 9%～14%，血液中存在大量的单克隆 19 S、24 S、27 SIgM，80% 的 M 蛋白为 κ 轻链，20% 的 M 蛋白为 λ 轻链。本病与多发性骨髓瘤、淋巴瘤和慢性淋巴细胞白血病有些相似。

（3）重链病（HCD）

其 M 蛋白的实质为免疫球蛋白重链合成异常增多。现已发现有 α 重链病、γ 重链病和 μ 重链病等。

（4）半分子病

系由免疫球蛋白一条重链和一条轻链构成的半个 Ig 分子的单克隆蛋白片段异常增生而导致的疾病，现已发现有 IgA 类和 IgG 类半分子病。

（5）恶性淋巴瘤

其血液中可发现有 M 蛋白。

（6）良性 M 蛋白血症

是指血清或尿中存在单一免疫球蛋白或其片段，原因不明，长期观察也未发现骨髓瘤或巨球蛋白血症证据的患者。老年人中发现良性 M 蛋白血症者较多，应注意与多发性骨髓瘤相鉴别。

三、血清补体检测

补体（C）是一组具有酶原活性的糖蛋白，它由传统途径的 9 种成分 C1（C1q、C1r、C1s）～C9 旁路途径的 3 种成分及其衍生物、B、D、P、H、I 等因子组成。补体、体液因子或免疫细胞共同参与灭活病原体的免疫反应，也参与破坏自身组织或自身细胞而造成的免疫损伤。

（一）总补体溶血活性（CH50）测定

以溶血素（抗体）致敏的绵羊红细胞（抗原抗体复合物）激活待测血清中的 C_1，进而引起补体活化的连锁反应，在绵羊红细胞上形成多分子的聚合物，影响其膜表面的结构与功能，最终导致绵羊红细胞溶解。溶血程度与补体量呈正相关，为 S 形曲线关系，故一般以 50% 溶血作为判断终点，该方法较为灵敏、准确。

补体是存在于正常人和脊椎动物新鲜血清中的一组血清球蛋白。检测血清总补体的含量对研究疾病的机制、发展和转归有一定的实际意义。

1. 参考值

试管法为 50 ~ 100 IU/mL。

2. 临床意义

（1）增高

①自身免疫性疾病，如系统性红斑狼疮、恶性类风湿性关节炎、肌无力。②感染症，如风湿热、急性肝炎、恶性肿瘤等，由于干扰素的作用，补体成分多见升高；C5、C9 为急性期反应蛋白，多显著增高。③痛风、阻塞性黄疸、甲状腺炎、急性心肌梗死、妊娠、蛋白同化激素使用等。

（2）降低

生成减少：①先天性减少，如先天性补体缺陷症、选择性 C2 缺乏症（常染色体共显性遗传，白种人多，黄种人少）、重症复合免疫不全症；②获得性减少，补体成分大部分由肝细胞合成，在重症肝炎、慢性肝炎，特别是肝硬化时，产生减少。

活化过多：①血清病、自身免疫性疾病，如系统性红斑狼疮、恶性类风湿性关节炎（MRA）、青年类风湿性关节炎（JRA）、肌无力、自身免疫性溶血性贫血（AIHA）、费尔蒂综合征、皮肤血管炎等；②遗传性血管神经性水肿（HANE）；③获得性 C1 抑制物（C1INH）缺乏症；④ DIC、多器官功能障碍综合征（MODS）；⑤疟疾、急性病毒性肝炎初期、阵发性睡眠性血红蛋白尿症、冷球蛋白血症、补体冷活化（在试管中）。

异化亢进：补体在血液中的半衰期缩短，每日更新一半，在病理情况下如肾病综合征、漏出性失蛋白性胃肠病等丢失增多（由于反馈作用合成也加速）。

（二）补体 C3 测定

补体 C3 是一种由肝脏合成的 β_2- 球蛋白，由 α 和 β 两条多肽链组成。C3 在补体系统各成分中含量最多，是传统途径和旁路途径被激活的关键物质。

补体 C3 是血清 11 种补体成分之一。特别是对一些轻型，不典型的急、慢性肾炎，C3 检测可以作出诊断、分型。

1. 参考值

1.14 g/L ± 0.27 g/L。

2. 临床意义

C3 的增多与减少基本与总补体活性所述相似，但更为敏感。在机体组织损伤和急性炎症时，常增高或为正常，如菌血症、肺炎、扁桃体炎、结核、伤寒、麻疹、流脑等；肿瘤患者，尤以肝癌，血清 C3 含量升高更为显著，但胰腺癌晚期与隐性淋巴细胞白血病则呈降低趋势。

C3 含量降低可见于以下原因：①补体成分消耗增加，如血清病、链球菌感染后的肾小球肾炎、全身性系统性红斑狼疮、冷球蛋白血症、自身免疫性溶血性贫血、类风湿性关节炎、器官移植后的排斥反应。②补体大量丢失，多见于肾病综合征或大面积烧伤、外伤、手术等。③补体合成不足，主要为肝病患者，如肝硬化、慢性活动性肝炎和急性肝炎的重症病例。补体成分缺陷多具遗传特点，C3 及 C3 调控因子（C3bINA）的缺损虽然少见，但是倘若发生，将可引起危及生命的感染。

（三）补体 C4 测定

补体 C4（C4）由肝脏、巨噬细胞合成，分子量为 180 kD，C4 作为 C1 酯酶的底物，在 Mg^{2+} 的参与下，C4 裂解为 C4a 与 C4b 两个片段，参与补体的经典激活途径。

C4 是血液中 11 种补体成分之一。测定 C4 含量有助于系统性红斑狼疮等自身免疫性疾病的诊断和治疗。

1. 参考值

0.55 g/L ± 0.11 g/L。

2. 临床意义

C4 增高见于风湿热活动期、结节性动脉周围炎、皮肌炎、心肌梗死、组织损伤等；C4 降低见于慢性活动性肝炎、系统性红斑狼疮、类风湿关节炎、急性肾小球肾炎等。

四、细胞因子的检测

目前细胞因子的测定主要采用 ELISA 方法。

（一）白细胞介素 –2 活性和白细胞介素 –2 受体测定

白细胞介素 –2（IL–2）主要由活化的 T 细胞产生，作用于表达 IL–2 受体（IL–2R）的淋巴细胞，促进淋巴细胞生长、增殖、分化。它对机体的免疫应答和抗病毒感染等有重要作用。

1. 参考值

IL–2：5 ~ 15 kU/L。

IL-2R：小于 200 IU/mL。

2. 临床意义

IL-2 增高见于：①自身免疫性疾病，如系统性红斑狼疮、类风湿关节炎等。②再生障碍性贫血、多发性骨髓瘤。③移植排斥反应发生后。

IL-2 降低见于：①免疫缺陷疾病，如重症联合免疫缺陷病、艾滋病等。②恶性肿瘤。③1 型糖尿病。④某些病毒感染，如尖锐湿疣等。

IL-2R 对急性排斥反应和免疫性疾病有诊断意义，可作为病情观察和药效监测的一项指标。

（二）肿瘤坏死因子测定

肿瘤坏死因子（TNF）分为 TNF-α 和 TNF-β 两型。前者来源于单核细胞、吞噬细胞；后者来源于 T 淋巴细胞。两型的结构虽然不同，但生物活性类似，都有引起肿瘤组织出血、坏死和杀伤作用，都可引起抗感染的炎症反应，以及对免疫细胞的调节、诱生作用。

1. 参考值

4.3 μg/L ± 2.8 μg/L。

2. 临床意义

TNF 有炎症介质作用，能阻止内毒素休克、DIC 的发生；有抗感染效应，抑制病毒复制和杀伤病毒感染细胞；有抗肿瘤作用，杀伤和破坏肿瘤细胞。血液中 TNF 水平增高特别对某些感染性疾病（如脑膜炎球菌感染）的病情观察有临床价值。

（三）干扰素测定

干扰素（IFN）是宿主细胞受病毒感染后产生的一种非特异性防御因子，分为 α、β、γ 三种，能抑制病毒在细胞内的生长，同时还有抗肿瘤、免疫调节、控制细胞增殖的作用。

1. 参考值

1 ~ 4 kU/L。

.2. 临床意义

（1）增高

系统性红斑狼疮、非活动性类风湿关节炎；恶性肿瘤早期；急性病毒感染、再生障碍性贫血。

（2）降低

严重血友病；乙型肝炎携带者；哮喘；活动性类风湿关节炎。

第三节　细胞免疫分类与检测

一、T 细胞免疫检测

（一）T 细胞增殖试验

T 细胞在有丝分裂原（如 PHA）的刺激下，引起细胞内新的 DNA 合成及细胞分化，从而发生一系列增殖变化，如细胞体积增大、细胞质增加、核仁明显、染色质疏松等，转化为淋巴母细胞。也可用 ^{3}H–TdR 掺入法，用液体闪烁仪测定细胞的每分钟脉冲数（cpm），计算刺激指数（SI）判断细胞的转化程度。该试验主要用于体外检测 T 细胞的生物学功能，反映机体的细胞免疫水平。

1. 参考值

形态学法，转化百分率为 60.1% ± 7.6%；^{3}H–TdR 掺入法，刺激指数（SI）= 测定组 cpm 均值 / 对照组 cpm 均值，正常 SI 小于 2。

2. 临床意义

T 细胞转化率增高见于唐氏综合征。

T 细胞转化率降低见于：①恶性肿瘤；②淋巴肉芽肿；③重症结核，重症真菌感染，瘤型麻风；④运动失调性毛细血管扩张症；⑤应用放射线照射或者使用肾上腺皮质激素等免疫抑制剂。

（二）T 细胞亚群测定

成熟的 T 细胞表面均可表达 CD3 分子，而 CD4、CD8 不能同时表达于成熟的 T 细胞表面，故可将成熟的 T 细胞分为 CD4$^+$T 细胞和 CD8$^+$T 细胞两个亚群。血液中 T 细胞亚群的检测是观察机体细胞免疫水平的重要方法，对恶性肿瘤、自身免疫性疾病、免疫缺陷病、血液系统疾病的诊断、治疗及预后判断有重要作用。

1. 参考值

（1）免疫荧光法（IFA）

CD3 63.1% ± 10.8%；CD4 42.8% ± 9.5%；CD8 19.6% ± 5.9%；CD4/CD8（2.2 ± 0.7）/1。

（2）流式细胞术

CD3 61% ~ 85%；CD4 28% ~ 58%；CD8 19% ~ 48%；CD4/CD8（0.9 ~ 2.0）/1。

2. 临床意义

（1）CD3 下降

常见于：①恶性肿瘤；②自身免疫性疾病，如系统性红斑狼疮、类风湿关节炎等；③先天性免疫缺陷病、艾滋病；④接受放疗、化疗或者使用肾上腺皮质激素等免疫抑制剂。

（2）CD3 上升

常见于慢性活动性肝炎、重症肌无力等。

（3）CD4/CD8 < 1.4

常见于：①免疫缺陷病，如艾滋病的比值常 < 0.5；②恶性肿瘤；③再生障碍性贫血，某些白血病；④某些病毒感染。

（4）CD4/CD8 > 2.0

常见于自身免疫性疾病，如系统性红斑狼疮、类风湿关节炎等。

二、B 细胞免疫检测

（一）B 细胞膜表面免疫球蛋白测定

B 细胞膜表面有一种特征性的膜表面免疫球蛋白（SmIg），而 T 淋巴细胞表面无膜免疫球蛋白，因此该试验主要用于检测外周血 B 细胞的百分率，有助于免疫缺陷病、淋巴细胞增生性疾病的病因诊断及疗效观察，还可判断 B 细胞的发育程度。

1. 参考值

SmIg 阳性细胞为 16% ~ 28%。SmIgG 4% ~ 13%；SmIgM 7% ~ 13%；SmIgA 1% ~ 4%；SmIgD 5% ~ 8%；SmIgE 1% ~ 1.5%。

2. 临床意义

主要用于检测外周血 B 细胞的百分率。SmIg 升高见于慢性淋巴细胞白血病、巨球蛋白血症；SmIg 降低见于原发性免疫缺陷病、恶性肿瘤。

（二）B 细胞分化抗原测定

应用 CD19、CD20 和 CD22 等单克隆抗体，分别与 S 细胞表面抗原结合。通过免疫荧光法、免疫酶标法或流式细胞术进行检测，分别求出 CD19、CD20、CD22 等阳性细胞百分率和 B 淋巴细胞数。

1. 参考值

流式细胞术，CD19 11.74% ± 3.37%。

2. 临床意义

B 细胞分化抗原升高见于急性淋巴细胞白血病（B 细胞型，且有 SmIg、HLA-D 表达）、慢性淋巴细胞白血病和伯基特淋巴瘤等；B 细胞分化抗原降低见于无丙种球蛋白血症、使用化疗或免疫抑制剂后。

三、自然杀伤细胞（NK 细胞）免疫检测

（一）NK 细胞活性测定

NK 细胞最主要的功能特征是对肿瘤细胞及其他靶细胞具有非特异的杀伤力，这种杀伤效应不依赖抗体与补体。体外检测 NK 细胞活性是了解 NK 细胞功能及其与某些疾病关系的一个重要手段。

1. 参考值

流式细胞术法为：13.8% ± 5.9%。

2. 临床意义

NK 细胞活性增高见于某些病毒感染性疾病的早期，长期使用干扰素或使用干扰素的诱导物，骨髓移植后，习惯性流产；NK 细胞活性降低见于恶性肿瘤，特别是中晚期或伴有转移的肿瘤，免疫缺陷病及使用肾上腺激素等免疫抑制剂，部分病毒感染、细菌感染及真菌感染，某些白血病及白血病前期。

（二）抗体依赖性细胞介导的细胞毒作用

NK 细胞表面具有 IgG 的 Fc 受体，当靶细胞表面结合有特异性抗体时，其 Fc 段活化，能与 NK 细胞表面的 Fc 受体结合，从而触发对靶细胞的杀伤或破坏，这一过程即抗体依赖性细胞介导的细胞毒作用（ADCC），凡具有 IgG 的 Fc 受体的细胞均具有 ADCC 效应。

1. 参考值

^{51}Cr 释放率小于 10% 为阴性，10% ~ 20% 为可疑阳性，不高于 20% 为阳性。

2. 临床意义

^{51}Cr 释放率增高见于活动性肺结核、器官移植后的慢性排斥反应，用于监测排斥反应发生的时间与强度。^{51}Cr 释放率降低见于恶性肿瘤、某些病毒感染（如乙型肝炎）。

第四节　肿瘤标志物分类与检测

一、肿瘤标志物分类

（一）按肿瘤标志物生物学特性

1. 肿瘤相关抗原

癌胚抗原（CEA），前列腺特异性抗原（PSA），鳞状细胞癌抗原（SCCA），糖链抗原（CA19-9、CA50、BCA-225），癌抗原（CA125、CA15-3），肿瘤相关糖蛋白（TAG72 或 CA72-4），胰腺癌相关抗原（DU-PAN-2，POA 和 PCAA），尿岩藻糖，组织多肽抗原

（TPA）等。

2. 蛋白质、氨基酸、肿瘤代谢产物

甲胎蛋白（AFP）、碱性胚胎蛋白（BFP）、异常凝血酶原（PIVKA Ⅱ）、精浆蛋白（γ-Sm）、免疫抑制酸性蛋白（IAP）、唾液酸（SA）、肿瘤特异性生长因子（TSGF）、降钙素基因相关肽（CGRP）、胃泌素释放肽前体（ProGRP）、细胞角质素片段（CYFRA21-1）、β_2-m、β_2- 微球蛋白（α_2-MG）、α- 酸性糖蛋白（AAG）、铁蛋白（FER）、结合珠蛋白（HP）、铜蓝蛋白（CER）、C 反应蛋白（CRP）、Ⅲ型胶原肽（PⅢP）、单羟酚衍生物（MHOP）、核基质蛋白 22（NMP22）、膀胱肿瘤抗原（BTA）等。

3. 血清酶

酸性磷酸酶（ACP）、神经元特异性烯醇化酶（NSE）、岩藻糖苷酶（AFU）、5'-核苷酸磷酸二酯酶同工酶（5'-NPD）、乳酸脱氢酶及其同工酶、碱性磷酸酶及其同工酶、转肽酶等。

4. 异位激素

胃泌素（GAS）、胰岛素（INS）、胰高血糖素（GLC）、血管活性肠肽（VIP）、胰多肽（PP）、生长抑素（SS）、肾上腺素（AD）、皮质醇（COR）、降钙素（CT）、人绒毛膜促性腺激素（hCG）等。

（二）按肿瘤标志物器官特异性

1. 器官相对特异性肿瘤标志物

肝癌标志物：AFP、AFU、PIVKA Ⅱ、CA19-9、CA50、DU-PAN-2、CEA、r- 谷氨酰转移酶（γ-GT）、碱性磷酸酶（ALP）、POA、5'-NPD。

胆囊、胆管癌标志物：CA19-9、CA50、γ-GT、ALP、DU-PAN-2、POA、CEA。

胰腺癌标志物：CA19-9、CA50、DU-PAN-2、S2X、TAG72、POA、CEA。

消化管肿瘤标志物：SCCA、CA19-9、CA50、CEA、TAG72。

肺癌标志物：小细胞癌为 ProGRP、NSE，非小细胞癌为 CYFRA21-1，鳞癌为 SCCA；腺癌为 SLX、CA50、CEA。

乳腺癌标志物：CA15-3、BCA225、CEA。

卵巢癌标志物：CA125、CA130、hCG、TAG72。

子宫颈、阴道、皮肤、头颈部鳞癌标志物：SCCA。

前列腺癌标志物：PSA、γ-Sm、PAP、尿 CEA。

膀胱癌及尿路上皮癌标志物：尿 CEA、BFP、BTA、NMP22。

甲状腺癌标志物：CT、CGRP、CA19-9、MHOP、CEA。

神经母细胞瘤、神经内分泌肿瘤标志物：NSE。

2. 非器官特异性肿瘤标志物

TSGF、IAP、TPA、SA、MHOP、BFP、β_2-m、α_2-m，AAG、FER、HP、CER、CRP、PⅢP、LDH。

二、肿瘤标志物应用

肿瘤标志物的试验很多，但都有一定的局限性。数种试验联合可提高诊断的敏感性和特异性。多数肿瘤标志物由于诊断的敏感性不高，不适宜用于肿瘤的早期诊断，而用于治疗和复发的监测更有意义。

三、甲胎蛋白测定

甲胎蛋白（AFP）是胎儿发育早期，由肝脏和卵黄囊合成的一种血清糖蛋白，分子量70 000，电泳时位于清蛋白和 α_1-球蛋白之间，胎儿出生后不久即逐渐消失。1963 年 Abelev首先发现患肝细胞癌的小鼠存在 AFP，1964 年 Tatarinov 报道肝细胞癌患者血清中 AFP 升高。目前检测血清中 AFP 是临床上诊断肝癌的重要指标。

（一）测定方法

目前常用的方法有酶联免疫吸附法（ELISA）、放射免疫法（RIA）、荧光偏振法、电化学发光免疫测定法和纸条快速酶免疫测定法。

（二）参考值

对流免疫电泳法：阴性。RIA 或 ELISA 法：< 20 μg/L。

（三）临床意义

1. 原发性肝癌

血清 AFP 升高为原发性肝癌重要指标之一。AFP 测定灵敏度高，特异性强，是十分有价值的临床检查及普查项目。原发性肝癌阳性率约达 90%，血清 AFP > 400 μg/L 可作为原发性肝癌的诊断阈值。大部分患者呈持续性高水平，部分患者呈低水平升高（20 ~ 400 μg/L）。据陆培新等报道，AFP 持续性低阳性患者 1 年内肝癌发生率 12.99%，比正常发病率高295 倍。肝细胞癌患者第 1 项低阳性率后 1 年内肝癌发生率为 44.06%，2 年内为 64.58%，5 年内为 92.66%，说明对低阳性率患者的随访有助于早期诊断。汤钊猷等报道，血清 AFP升高> 200 μg/L 持续 8 周以上，若排除妊娠、活动性肝病、生殖腺畸胎瘤等，则原发性肝癌的诊断达 98%。但 AFP 阴性不能排除原发性肝癌，有 18% ~ 20% 的原发性肝癌患者血清AFP 正常。孔祥泉等对 168 例原发性肝癌患者做 AFP、B 超和 CT 检查，发现 AFP 对小肝癌最敏感，其灵敏度超过 B 超和 CT，在 168 例中有 12 例为小肝癌，皆为 AFP 先发现，呈持续性升高。另有 3 例为弥漫型肝癌，癌结节为黄豆大小，B 超和 CT 可发现。B 超和 CT

总诊断要高于 AFP，3 项指标联合测定，肝癌检出率近似 100%。

2. 良性肝病

如病毒性肝炎、肝硬化有不同程度的升高，但其水平常低于 400 μg/L。实际上大部分患者一般低于 100 μg/L。AFP 升高的原因，主要是由受损伤的肝细胞再生而幼稚化时，肝细胞便重新具有产生 AFP 的能力，随着受损肝细胞的修复，AFP 逐渐恢复正常。孕妇妊娠 2～3 个月，血清 AFP 开始升高，7～8 个月时达到高峰，如一般在 400 μg/L 以下，分娩后 3 周恢复正常。血清 AFP 可反映胎儿状态，如无脑儿、脊柱裂、先天性神经管畸形、宫内胎儿死亡等会造成血清 AFP 异常升高。胃癌、胰腺癌 AFP 升高。Merkatz 报道，孕妇血清 AFP 含量< 10 μg/L 可作为胎儿染色体异常的指标。

四、癌胚抗原检测

癌胚抗原（CEA）最初发现于成人结肠癌组织中，1965 年由 Gold 首先报道。CEA 是一种结构复杂的可溶性糖蛋白，分子量约为 180 000，胚胎期主要存在于胎儿的胃肠管、胰腺和肝脏，出生后明显降低。胃肠道恶性肿瘤时可见血清 CEA 升高，在乳腺癌、肺癌及其他恶性肿瘤患者的血清中也有升高。因此，CEA 是一种广谱肿瘤标志物，虽然不能作为诊断某种恶性肿瘤的特异性指标，但在恶性肿瘤的鉴别诊断、病情监测、疗效评价等方面有重要价值。

（一）测定方法

与 AFP 相同，尤以荧光偏振法和光化学法稳定、可靠。

（二）参考值

ELISA 法和 RIA 法：< 15 μg/L。

（三）临床意义

血清 CEA 升高主要见于结肠直肠癌、胰腺癌、胃癌、肝癌、肺癌、乳腺癌等，其他恶性肿瘤也有不同程度的阳性率。

CEA 连续随访检测，可用于恶性肿瘤手术后的疗效观察及预后判断，也可用于对化疗患者的疗效观察。一般情况下，病情好转时血清 CEA 浓度下降，病情恶化时升高。

肠道憩室炎、直肠息肉、结肠炎、肝硬化、肝炎和肺部疾病血清 CEA 也有不同程度的升高，但阳性的百分率较低。

98% 的非吸烟健康人血清 CEA < 5 μg/L。吸烟者中约有 3.9% 的人 CEA > 5 μg/L。

五、糖蛋白抗原

（一）CA125

CA125 是一种存在于胎儿体腔上皮中的糖蛋白抗原，在组化染色时发现，CA125 存在于上皮性卵巢癌的腺腔上皮细胞内。

1. 参考值

$< 35 \times 10^3$ IU/L。

2. 临床意义

卵巢癌患者血清 CA125 水平明显升高，其阳性检出率约可达 88%，故对诊断卵巢癌有较大的临床价值。尤其对评估治疗效果和判断有无复发转移极为灵敏。对其他非卵巢恶性肿瘤疾病也有一定的阳性率，如子宫颈癌、乳癌、胰腺癌、胃癌、肺癌、肝癌、结直肠癌等也有一定的阳性反应。非恶性肿瘤疾病如子宫内膜异位症、盆腔炎、卵巢囊肿、胰腺炎、子宫肌瘤、肝硬化等也有不同程度升高，但阳性率较低，注意鉴别。联合测定 CA125、CA19-9 及组织多肽抗原能提高阳性率，动态监测用于诊断、治疗及预后。

（二）CA19-9

CA19-9 是细胞膜上的糖脂质，在血清中以唾液黏蛋白形式存在，分布于正常胎儿的胰腺、胆囊、肝、肠等处。

1. 参考值

$< 37 \times 10^3$ IU/L。

2. 临床意义

血清 CA19-9 增高见于胰腺癌、胆囊癌、胆管壶腹癌，血清 CA19-9 水平明显增高，尤其是胰腺癌晚期患者，其 CA19-9 水平高达 50 万 IU/mL，阳性检出率达 88.9%，是一项重要的辅助诊断指标，对监测病情变化和复发有很大价值，但对早期诊断价值不大。其他类型肿瘤如胃癌、肝癌、结直肠癌、子宫内膜癌，CA19-9 也有一定程度的升高。CA19-9 与CA242 和 CA50 同时检测，有助于恶性肿瘤患者阳性率的提高。对良性疾病如急性胰腺炎、胆囊炎、胆汁淤积性胆管炎、胆石症、肝硬化等，血清 CA19-9 也有一定幅度升高，注意与恶性肿瘤的鉴别。

（三）CA549

CA549 也是乳腺癌的标志物，它是一种酸性糖蛋白。

1. 参考值

大部分健康女性 CA549 值 $< 11 \times 10^3$ IU/L，异常升高者比例不高。

2. 临床意义

50% 乳腺癌、卵巢癌、40% 前列腺癌、33% 肺癌患者 CA549 升高。CA549 作为乳腺癌的早期诊断有不足之处，临床常将其升高作为乳腺癌复发的信号。

（四）CA50

CA50 是一种唾液酸酯和唾液酸糖蛋白，正常组织中一般不存在，当细胞恶变时，糖基化酶被激活，造成细胞表面糖基结构改变而成为 CA50 标志物。

1. 参考值

< 20 μg/L。

2. 临床意义

90% 以上的结肠、胃、肺、胰、胆囊、膀胱、子宫和肝癌组织的神经节苷脂能与 CA50 单抗反应。对各种恶性肿瘤患者检测，CA50 总阳性率为 73.3%，胰、胆囊、肝、卵巢等癌的阳性率为 88% ~ 94%。

六、人绒毛膜促性腺激素检测

人绒毛膜促性腺激素（hCG）是滋养层细胞的分泌产物，由 α、β 两条多肽链构成。妊娠与滋养层细胞肿瘤患者血中 hCG 含量升高。

1. 参考值

2.3 ~ 13.6 μg/L。

2. 临床意义

正常妇女可检测 hCG，做早孕诊断。葡萄胎和绒毛膜上皮癌患者测定 hCG 有辅助诊断价值，兼可判断疗效与预后。

七、前列腺特异性抗原检测

前列腺特异性抗原（PSA）是一种由前列腺上皮细胞分泌的蛋白酶，分子量约 34KDa 的单链糖蛋白，正常人血清内含量极微。在前列腺癌时，正常腺管结构遭到破坏，可见血清中 PSA 含量升高。

1. 参考值

RIA 法和 CLIA 法：不高于 4.0 μg/L。

2. 临床意义

目前，临床上已用于前列腺癌的辅助诊断，也可作为监测前列腺癌病情变化和疗效判断的指标。

前列腺癌患者可见血清 PSA 升高，以血清 PSA 高于 4.0 μg/L 判断为阳性，其阳性率在 50% ~ 80%，PSA 的血清浓度和阳性率随病程的进展而增高。前列腺癌手术后，PSA 浓度可逐渐降至正常，若手术后 PSA 浓度不降或下降后再次升高，应考虑肿瘤转移或复发，因此 PSA 测定可作为监测前列腺癌病情变化和疗效的重要指标。

前列腺肥大、前列腺炎、肾脏和泌尿生殖系统的疾病，也可见血清 PSA 水平升高，必须结合其他检查进行鉴别。

约有 5% 的前列腺癌患者，前列腺酸性磷酸酶（PAP）升高，但 PSA 在正常水平，因此两者同时测定，可提高前列腺癌的阳性检出率。

参考文献

[1]KALIKA（李杰）B.异位妊娠发病的相关危险因素的分析 [D].南宁：广西医科大学，2021.

[2] 鲍美如.子宫内膜异位症诊疗现状横断面调查 [D].北京：北京中医药大学，2022.

[3] 陈荟瀛.年龄相关性白内障患者发生后发性白内障的相关因素分析 [D].南宁：广西医科大学，2021.

[4] 陈倩.白斑膏治疗外阴硬化性苔藓的临床观察 [D].哈尔滨：黑龙江省中医药科学院 ,2018.

[5] 陈文彦.实用妇科疾病诊疗 [M].长春：吉林科学技术出版社，2019.

[6] 邓慧.经阴道超声在异位妊娠及其他妇产科急腹症鉴别诊断中的应用 [J].影像研究与医学应用，2022，6
（05）：140-142.

[7] 董莹莹.血清抗 bFGF 自身抗体、IL-6、TNF-α 水平检测在 ITP 中的临床意义 [J].医学理论与实践，2023，
36（08）：1375-1377.

[8] 房修岭，赵昌涛，赵丹丹.现代眼科疾病诊疗 [M].广州：世界图书出版公司，2021.

[9] 辜佳婷.外阴慢性单纯性苔藓的临床特征分析及 CO_2 点阵激光的疗效评价 [D].广州：广州医科大学，
2022.

[10] 何丽媛."内外合治法"治疗外阴色素减退性疾病的真实世界研究 [D].成都：成都中医药大学，2020.

[11] 何鹏.妇科超声检查诊断绝经后阴道出血的临床价值分析 [J].实用妇科内分泌电子杂志，2020，7（17）：
125-126.

[12] 胡晓波.临床体液常规检验的技术现状与规范 [J].检验医学，2020，35（11）：1087-1089+1086.

[13] 黄富英，黄玉葵，郑文金.剖宫产瘢痕部位妊娠诊疗的研究进展 [J].右江医学，2023，51（05）：476-
480.

[14] 霍云丽.肺癌相关七种自身抗体（CAGE、GAGE7、GBU4-5、MGE A1、P53、PGP9.5、SOX2）检测
的临床意义研究 [D].北京：北京协和医学院，2020.

[15] 姜维.临床检验技术基础与应用实践 [M].长春：吉林科学技术出版社，2020.

[16] 乐芳舒，冯同富，陶晓玲，等.剖宫产瘢痕部位妊娠术后不孕及再次妊娠结局的差异性分析 [J].实用
妇产科杂志，2023，39（05）：395-398.

[17] 李季青，江超，段聪聪，等.3 种不同方法全自动自身抗体分析仪检测抗核抗体谱结果分析 [J].中国现
代医生，2023，61（17）：6-10.

[18] 李金.前囊破裂的外伤性白内障手术时机的选择 [D].南昌：南昌大学，2021.

[19] 李俊慧.年龄相关性白内障的影响因素分析 [D].乌鲁木齐：新疆医科大学，2022.

[20] 李玲.现代眼科疾病诊疗学 [M].昆明：云南科技出版社，2020.

[21] 李学静.早期妊娠药物流产结局及相关性分析 [D].西宁：青海大学，2019.

[22] 吕梅.超声应用于妇科急腹症的临床效果 [J].中国社区医师，2022，38（15）：114-116.

[23] 马继敏.临床妇产科学 [M].天津：天津科学技术出版社，2017.

[24] 钱慧新 . 常见外阴白色病变临床特点与病理特点的分析 [D]. 大连：大连医科大学，2020.

[25] 秦佳佳 . 女性常见疾病的中医保健 [M]. 广州：暨南大学出版社，2020.

[26] 宋迪屏 . 面向青光眼辅助诊断的深度学习方法研究 [D]. 深圳：中国科学院大学（中国科学院深圳先进技术研究院），2022.

[27] 汪洋，史殿志，马连学 .BN–Ⅱ全自动特种蛋白分析仪测定免疫球蛋白 G 的临床分析 [J]. 中国医疗器械信息，2020，26（4）：67–68.

[28] 王晨 . 低剂量电离辐射对放射医务人员外周血 T 淋巴细胞免疫检查点的影响 [D]. 郑州：郑州大学，2022.

[29] 王桂初 . 精编眼科疾病诊疗学 [M]. 长春：吉林科学技术出版社，2019.

[30] 王皓梵 . 临床血清学指标在子宫内膜异位症中的诊断价值与预测模型的建立 [D]. 郑州：郑州大学，2022.

[31] 王曲芳 . 临床检验基础与技术 [M]. 长春：吉林科学技术出版社，2019.

[32] 王生玲 . 新编临床妇产科疾病诊疗学 [M]. 西安：西安交通大学出版社，2018.

[33] 王茵萍 . 针灸妇科治疗学 [M]. 南京：东南大学出版社，2018.

[34] 吴小兰 . 外阴白斑熏洗方治疗外阴硬化性苔藓的临床观察 [D]. 长沙：湖南中医药大学，2022.

[35] 吴绪峰 . 妇科疾病诊疗技术规范 [M]. 武汉：华中科技大学出版社，2021.

[36] 许波群 . 生殖内分泌疾病诊治重点与典型病例 [M]. 北京：科学技术文献出版社，2018.

[37] 尤俊文 . 实用中医妇科诊治精要 [M]. 北京：中国纺织出版社，2018.

[38] 袁红华 . 复发性流产患者再次妊娠流产的相关因素分析 [J]. 湘南学院学报（医学版），2022，24（3）：47–52.

[39] 张文静 .Schlemm 管切开术治疗先天性白内障术后继发性青光眼的疗效 [D]. 郑州：郑州大学，2022.

[40] 周军慧 . 腹部及阴道超声联合应用在孕晚期阴道出血中的诊断价值 [J]. 当代医学，2019，25（33）：172–173.

[41] 宗璨 . 妇科急腹症的超声诊断价值探讨 [J]. 中国现代药物应用，2023，17（4）：96–98.